トータルヘルス王国からの招待状

12のカギと宝箱を見つけだせ！

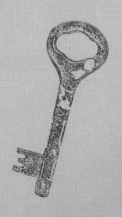

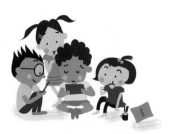

もくじ

プロローグ……………………4
地図……………………12

エリア 1	選択の門 ……………………15
エリア 2	運動の山 ……………………23
エリア 3	水源の滝 ……………………31
エリア 4	環境の洞窟 ……………………39
エリア 5	信仰の大木 ……………………47
エリア 6	おやすみ島 ……………………55
エリア 7	空気つり橋 ……………………63
エリア 8	がまん岩 ……………………71
エリア 9	正直の泉 ……………………79
エリア 10	ポジティブ城 ……………………87
エリア 11	栄養の実る森 ……………………95
エリア 12	助けあいの虹 ……………………103

エピローグ……………………111
クイズの答え……………………118

イラスト　千葉幸恵

うす暗い部屋のドアのすき間から、パソコン画面の明かりがもれています。
「博士、ついに完成ですね！」
「長い間、子どもたちのためにがんばってきましたが、ようやく私たちの夢が形になったんですね！」
「そうだね！　しかし……子どもたちに、実際に体験してもらわないことには……」
「それは……人体実験をする、ということですか！」
「ううむ……」

　だいじくん、なのはちゃん、まなぶくん、こころちゃんは、小学5年生です。
　学校が終わると、いつも4人で集まって遊びます。今日は、まなぶくんの家にやってきました。いつものようにくつろいでいると、まなぶくんのお母さんが言いました。
「ねえ。あなたたち、いつもゲーム機で遊んだり、マンガを読んだり、パソコンで動画を見たりしているけど。たまには、近くの公園で遊んだらどう？」
「どうして？」と、だいじくんが聞きました。
「体を動かして遊んだほうが、楽しいじゃない」と、まなぶくんのお母さんは答えます。

「いいよ、だってつかれるもん」と、まなぶくん。
「こっちのほうが楽しいよね」と、子どもたちが口々に言います。
「でもね、外で体を動かして遊んだほうが、健康にいいのよ。長生きできるって、よくテレビで言っているじゃない」
「……ふーん」

　4人は、近くの公園にやってきました。
「じゃあ、さっきの通信ゲームの続きをしようよ。外でやれば、長い時間やっていても、何も言われないもんな！」
「ママも、外で遊べってよく言うんだよね」と、なのはちゃんが言いました。
「先生も言ってたよね」
「でもさ、健康とか長生きって言われても、よくわかんないや」
「うん、だってオレ病気じゃないし、健康だよ！」と、だいじくんは胸をはります。

　そこに、1人の男の人が近づいてきました。サバイバルシャツに半ズボン、足には短いブーツをはき、頭にはマウンテンハットをかぶっています。まるで、今から、ジャングル探検にでも出かけるような格好です。子どもたちは、顔を見合わせました。

「やあ、みんな。ぼくはカ・ラ〜ダ博士だ」
「博士？」
「なんでそんな格好してるの？」
「何か用ですか？」
「せっかく公園に来たのに、ゲーム機で遊んでいるきみたちが気になってね。しばらく様子を見ていたんだが、会話が聞こえてしまったんだ。きみたち、本当の健康について知りたくない？」
「え〜、何それ、難しそう」
「難しくないよ。楽しみながら学べるんだ。ところできみたち、遊園地って好き？」
「遊園地?!」「うん、好き！　大好き！」
　博士は、にっこりほほ笑むと、1人ひとりに封筒を手わたしました。4人は、すぐに封をあけました。中には、チケットと手紙が入っています。

「トータルヘルス王国、招待状」
　こころちゃんが、読みあげます。

　これは何？　という表情で、4人は博士をまっすぐ見つめました。

「これは、遊園地のチケットなんだ。いろいろなアトラクシ

ョンがあるんだよ。でも、だれも知らない。まだオープン前なんだ。きみたちを特別に招待させていただこう。いいかい？特別だからね！　みんなはここで、心と体の健康について学ぶ冒険の旅に出るのさ。いっしょに入っている手紙は、お家の人にわたしてくれるかい」
「特別だって！」
「なんか楽しそう！」
「お母さんに手紙、わたしてくる！」

　だいじくんたちの目が、キラキラしはじめました。4人は、あわてた様子で、公園を出て行きました。

「あれ？」とつぶやくと、博士はあなたに近づいてきました。「なんだ、きみもあの子たちの仲間だね。ごめん、ごめん。ほら、招待状だよ！」

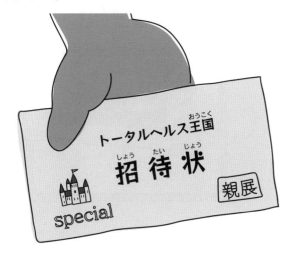

次の日曜日、あなたは新しい遊園地の前に到着しました。ゲートには、あの博士と4人の子どもたちが立っています。

「あれ？　きみも博士によばれたの？」
「全員で5人か！　よろしくね！」

　博士は、みんなにバインダーをわたしてくれました。王国の地図やスタンプカード、暗号の書かれた紙などがはさまっています。

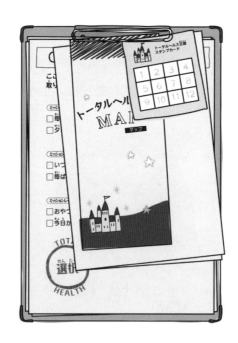

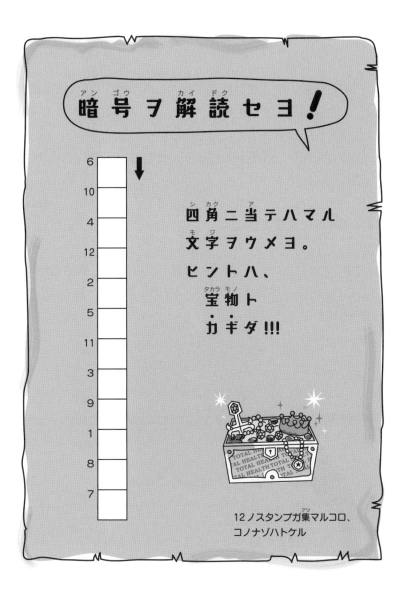

バサ、バサバサッ、バサ、アーーッ

　目の前を黒いかげが通り過ぎたかと思うと、だいじくんの頭に大きな鳥が止まりました。
「うわ！　なんだ？！」
　だいじくんが、大声を上げます。それは色のきれいなオウムでした。
「キーチャン、キーチャン！」と、オウムがさけび、今度は博士の肩に止まりました。

「さあ、出発しよう！　ぼくたちは12の鍵と宝を集めるために、これからトータルヘルス王国中をめぐるんだ。最初は、選択の門さ」

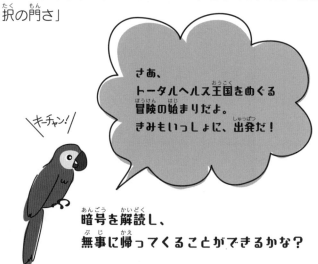

キーチャン！

さあ、
トータルヘルス王国をめぐる
冒険の始まりだよ。
きみもいっしょに、出発だ！

暗号を解読し、
無事に帰ってくることができるかな？

冒険の主人公は、5人！

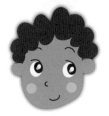

だいじくん
食べるのが大好きなくいしんぼう。一番好きな食べ物はマカロニグラタン。

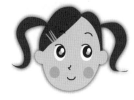

なのはちゃん
キラキラしたものを集めているよ。めんどうみのいいみんなのお姉さん役。

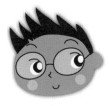

まなぶくん
外で遊ぶよりもゲームやマンガの方が大好き！ とくいな科目は、理科。

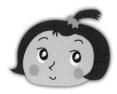

こころちゃん
おしゃべりが大好き。ダンスがとくいで、将来の夢は、うたっておどれるアイドル。

そして、きみ！

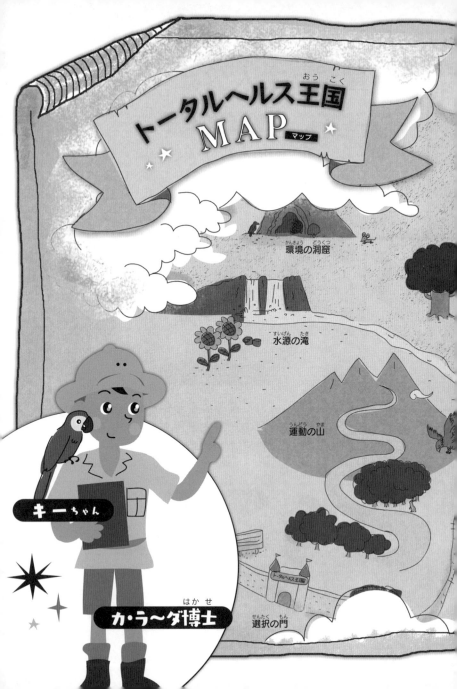

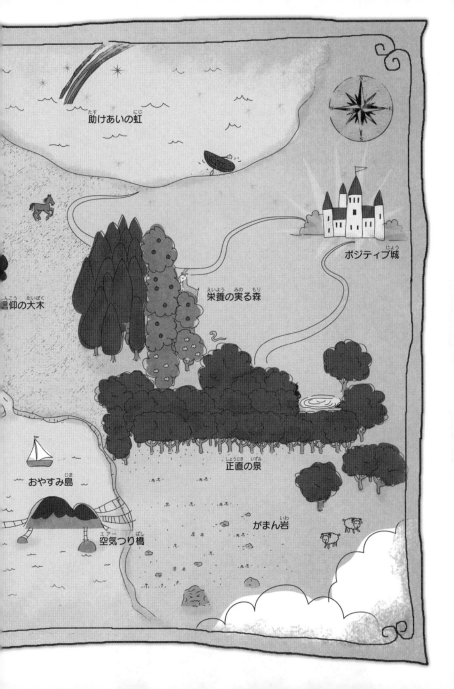

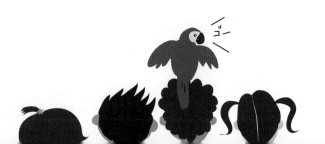

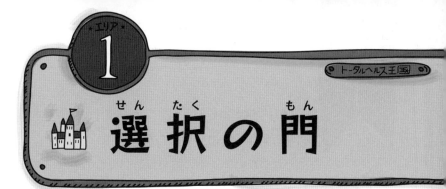

選択の門

金色にかがやく大きな扉だ。どうやら、ここが入り口みたい。
あれ？ 扉に何か書いてあるぞ？!

Q 世界初の南極探検隊は、どの方法で
南極点にたどりついたかな？

① 雪上車と馬ぞり
② 犬ぞり

答えは、次のものがたりを読むとわかるよ→

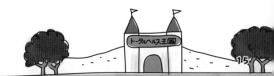

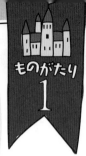

ものがたり 1

　100年ほど前のこと、2つの探検チームが、世界初の南極探検に出発しました。
　それぞれのチームの隊員は、自分たちのリーダーにたずねました。
「南極点まで、どんな方法で移動しましょうか？」
　1組目のリーダーは自信まんまんに答えました。「まずは、馬の引くそりを準備しろ。それに、新型のエンジンをつんだ雪上車だ！　あれほど、安全で快適な移動手段が、ほかにあると思っているのか？」
　2組目のリーダーは、「ぼくは、南極のことはさっぱりわからない。ここはやはり、世界で一番寒い地域に暮らしているイヌイット族に相談しよう。調査員を派けんしてくれ。役に立つ情報があれば、どんな小さなことでも報告するように！」
　こうして、それぞれ準備を整えた2つのチームは、南極点に向かって出発しました。かれらは、いったいどうなったのでしょう。
　最初のチームは、雪上車と馬ぞりで移動しました。雪上車は、タイヤの代わりにローラーがついていて、エンジンで動きます。車が動くことで、車内で快適に過ごすために必要な電気も作り

だされます。しかし出発後、数日で故障してしまいました。馬ぞりも、最初はとても順調でした。なんといっても馬が引くそりは速いのです。しかし、どうしたことでしょう。やがて速度が落ち、馬たちはガクガクふるえだしました。汗が冷えて、体中がこおりついてしまったのです。とうとう寒さにたえきれなくなった馬たちは動けなくなってしまいました。南極点に着くまでに、多くの隊員がなくなりました。

　もう1つのチームは、イヌイット族のアドバイスで、犬ぞりで向かいました。寒い地域での移動にすぐれた犬たちは、ペースも乱れず、ぐんぐん先へ進みます。とちゅう、ひどいふぶきに何度もあいましたが、犬たちは汗をかかないので体温を保つことができます。隊員たちはイヌイット族から聞いていた知恵で、何度も危険を乗りこえました。そして、もう1つのチームよりも早く、無事に南極点にたどりつき、探検からもどってくることができたのです。

　どちらのグループも勇かんに立ち向かいましたが、探検の前にどんな選択をしたかによって、その結末は、大きく変わってしまったのです。

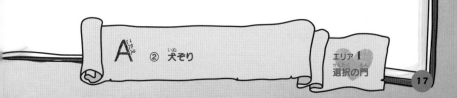

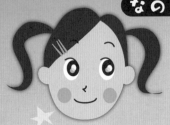

なのはちゃん

好きなことをするために、学校のことやおてつだいは先にすませるようにしているの。

まなぶくん

きのうは夜おそくまでテレビを見ていて、朝ねぼう。忘れ物までしちゃった……

豆知識

野球の試合でフィルダースチョイス（野手選択）という言葉を聞いたことがあるかな。フェアゴロをとった野手が、打者走者の代わりに先に塁にいる走者をアウトにしようとして、一塁以外の塁に送球して、どこもアウトにできなかったことを言うんだ。野手が投げる先を誤って選択してしまったということなんだ。チョイスというのは選択という意味があるんだよ。

なるほどかな？

Choice……選択

ナゾの看板

さあ、これから12のカギを探しにいこう！

まずは、暗号を解いてみよう。

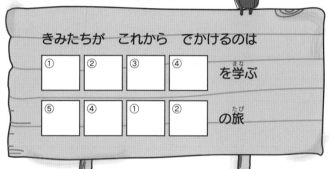

きみたちが これから でかけるのは

| ① | ② | ③ | ④ |

を学ぶ

| ⑤ | ④ | ① | ② |

の旅

何が書かれているんだろう？

暗号表

⇧ うえ

け	あ	る	つ	や
め	そ	き	の	こ
み	ぱ	♡	よ	ぐ
む	ん	く	じ	も
ど	ら	す	ぼ	う

ひだり ⇦   ⇨ みぎ

⇩ した

ヒント
♡ ⇦ひだり ⇧うえ ⇧うえ は あ

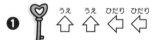
❶ ♡ ⇧うえ ⇧うえ ⇦ひだり ⇦ひだり

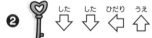
❷ ♡ ⇩した ⇩した ⇦ひだり ⇧うえ

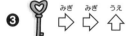
❸ ♡ ⇨みぎ ⇨みぎ ⇧うえ

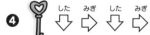
❹ ♡ ⇩した ⇨みぎ ⇩した ⇨みぎ

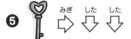
❺ ♡ ⇨みぎ ⇩した ⇩した

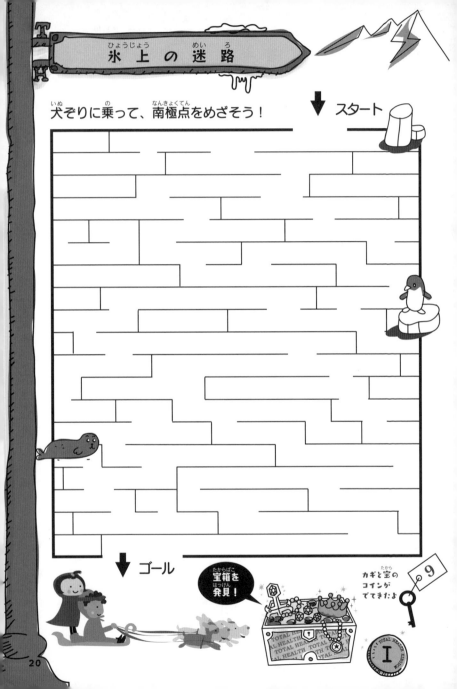

なるほど！カ・ラ〜ダ博士

将来ってどうやって決まるの？

　南極探検の話を読んで、きみはどんなことを感じたかな？

　2つのチームのちがいは、どんなところにあったと思う？

　そうだね。1組目のリーダーは、これまでの自分の記おくや知識、経験を信じすぎてしまった。「このぐらいでいいだろう」「今までそうだったんだから、これからもそうだ」「ぼくの考えがまちがっているはずがない」と思ってしまったんだね。

　2組目のリーダーは、1組目のリーダーと同じぐらい知識も経験もあったことだろう。でも、自分よりくわしい人がいることもよくわかっていたんだ。そして、その人からの情報をしっかり聞いて、南極探検の場面では、その情報を整理して、そのときに必要な判断をくだすことができた。

　これからぼくたちは、トータルヘルス王国の旅を続けていくけれど、きみは、どちらのリーダーのようになりたいかな？

　このお話のように、1つの選択によって、将来が決まってしまうことがある。ぼくたちには、何を選択するのかという自由があたえられているね。選択と自由は、とても近い関係にあるんだ。朝食を食べるか、食べないか。宿題を先にするのか、あとにするのか。外で遊ぶか、家でゲームをするか。毎日の小さな選択が積み重なった結果、今のきみがあるんだ。そして、将来のきみもね。これから大人になっていくきみには、たくさんの選択の場面がおとずれるだろう。とても大きな決断をしなければならないことも増えてくる。

　この冒険が終わってから、生活のいろいろな場面で、きみはどんな選択をするのだろう。きみが幸せな人生を歩めるような選択ができるといいね。神さまもきみの家族も、もちろんぼくも心からそう願っているよ。

CHECK LIST	このページをコピーして、部屋にはっておくといいよ。

ここまでたどりついたきみたちは、次のミッションに取り組もう! できたら、□ にチェックをつけよう。

ミッションレベル1 ★☆☆
- □ 毎日30分以上の運動や体を動かす遊びをしよう
- □ 夕ごはんを食べる前に、宿題をすませよう

ミッションレベル2 ★★☆
- □ いつもより10分早く起きて、ラジオ体操をしよう
- □ 毎ばん9時までに、ねよう

ミッションレベル3 ★★★
- □ おやつを、おせんべいや果物に変えてみよう
- □ 今日から1週間、毎日朝ごはんを食べよう

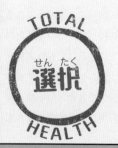

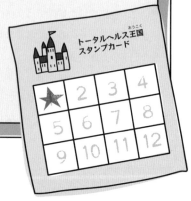

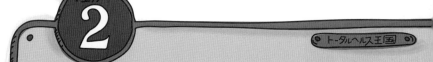

運動の山

門をくぐったぼくたちの前に現れたのは、高くて険しい山だ！山のはるかむこうに美しい虹もみえる。さあ、がんばって出発だ！

Q 昔の子どもと今の子ども、どちらのほうが体力があるかな？

① いろんな遊びをしていた昔の子ども
② 栄養をたくさんとっている今の子ども

答えは、次のものがたりを読むとわかるよ→

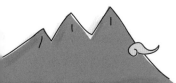

23

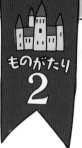

ものがたり 2

　みなさんは、体力に自信がありますか。家族と出かけて、長い時間歩くのがつらかったり、電車で座りたくなったり。階段よりも、エスカレーターやエレベーターを選んだり、すぐかべによりかかってしまったり。実は、これはすべて体力と関係があるのです。

　そらくんは、夏休みにおじいちゃんの家に遊びにきていました。ふと、柱を見ると、横にいくつも長い傷がついています。おばあちゃんに理由をたずねると、お父さんが小さいころ、身長をはかってつけていた傷だといいます。おばあちゃんは、早速そらくんを柱の前に立たせると、身長を測るように柱に傷をつけました。昔の柱の傷と比べたそらくんは、得意になっておじいちゃんの部屋に飛んでいきました。

「ぼく、お父さんが４年生のころより身長が２センチも高いんだって！」

「最近の子どもは、みんな背が高いもんなあ。でも、昔の子どもは体力なら負けないだろうな」

「体力？」

　そらくんは、ふーんとうなずきました。なんだかおもしろそうだったので、夏休みの研究として、昔のこどもと今の子どもを比べてみることにしました。調べるうちに、昔の子どもたちよりも、今の

子どもたちのほうが平均身長が高いこと、それなのに体力測定の結果は、今の子どもたちよりも昔の子どもたちのほうが高いことがわかりました。

昔の子どもは、みんな元気に外で走り回っていました。歩いて学校に通い、おいかけっこやかくれんぼ、野球やサッカーをします。木登りや虫取りも人気がありました。ほかにも、教室のゆかを水ぶきしながら競争をしたりと、自分たちで何でも遊びに変えていた時代です。

いまは、子どもの遊べる場所が少なくなり、危険も増え、それぞれに習いごとでいそがしかったりしますね。車やエスカレーターなど便利なものも増え、体を動かす機会が減ってしまいました。おかげで昔の子どもたちよりも、体力がどんどん低下しているのです。

休み時間に、友だちとどんな遊びをしていますか。1週間にどれぐらい、体を動かして遊ぶことがありますか。たくさん遊ぶことで、ふくざつな動作ができるようになり、体が強くなって体力がつきます。また、ルールを守ることの大切さも学ぶことができます。だれか1人でもルールを守らないと、その遊びはとたんにおもしろくなくなってしまいますよね。

このように運動にはたくさんのよいことがあるのです。

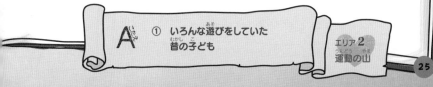

A ① いろんな遊びをしていた昔の子ども

エリア2
運動の山

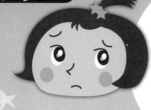

こころちゃん

習いごとでいそがしくて外で遊ぶ時間がないの。電車に乗るとすぐ座りたくなっちゃう。

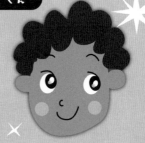

だいじくん

駅や学校で、階段を使うようにしているよ。休み時間はみんなでドッジボール！

豆知識

運動と関係がある英語には、スポーツとかトレーニングとかエクササイズがよく知られている。スポーツは競技という意味が強く、トレーニングはきたえる、訓練するという意味が強い。これに対してエクササイズは練習や動かすといった意味が強いんだ。ちなみに、アメリカでは学校の体育の時間をP.E.と呼ぶ。これはフィジカル・エクササイズを略した呼び方だ。どうだい、1つ、かしこくなっただろう。**なるほどかな？**

Exercise……運動

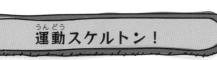

運動スケルトン！

リストにある言葉をマス目にあてはめて、パズル面を完成させよう！ 最後にA〜Fのマスの文字を順に並べると、キーワードが現れるよ。

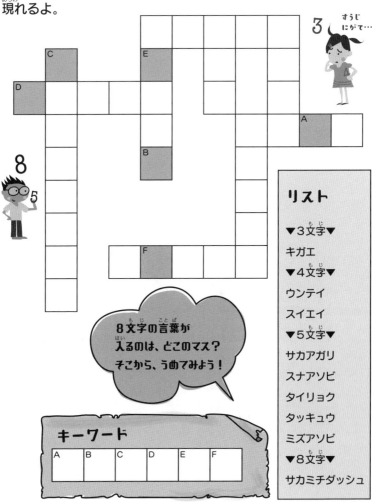

8文字の言葉が入るのは、どこのマス？ そこから、うめてみよう！

リスト

▼3文字▼
キガエ

▼4文字▼
ウンテイ
スイエイ

▼5文字▼
サカアガリ
スナアソビ
タイリョク
タッキュウ
ミズアソビ

▼8文字▼
サカミチダッシュ

キーワード

A	B	C	D	E	F

頂上をめざして

30ページのミッションから1つ選んで、7日間続けてみよう！

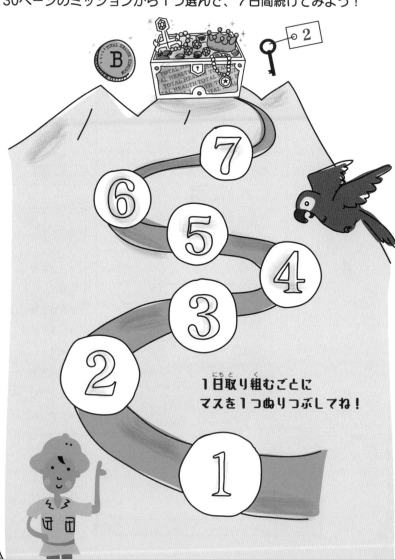

1日取り組むごとにマスを1つぬりつぶしてね！

なるほど！カ・ラ～ダ博士

運動が体にいいって、ホント？

きみは毎日運動しているかな。少し汗をかくくらいに運動することは、体にとってもいいんだ。運動すると、食べ物を消化してくれる胃や腸が動いておなかがすくし、夜はよくねむれる。もちろん、筋肉だって強くなる。野球やサッカー、水泳といったスポーツを一生けんめい練習している人も多いんじゃないかな？

それに、体を動かす役割をしてくれる「筋肉」は、体重の40パーセントの重さをしめている。きみが歩いたり、走ったり、呼吸したりできるのは、この筋肉のおかげなんだよ。毎日の運動によって、みんなの体は、大人の体へと成長しているとちゅうなんだ。

運動すると、体の中の血がどんどん流れて肺にやってくる。呼吸もたくさんするから、きれいな空気が肺にたくさん入ってきて、血がすごくきれいになるんだ。そうして、また体のすみずみまでもどっていく。そうすれば、心臓も、じょうぶになるんだよ。

体があたたまって、ひふにある穴から汗が出ると、体の中のよごれがいっしょに出てきて、体の中がきれいになる。でも、体の外がよごれたままではよくないから、運動の後は体を洗おうね！

それに、体を動かすと、心まで強くなるって知っていたかな？ なやみや悲しみが小さくなって、楽しく過ごせるようになるんだ。

どうだい、運動ってすごいだろう！ でも、同じ運動ばかり続けないこと。つかれすぎるほどしないこと。適度な運動を毎日コツコツ続けることが大事なんだ。

スポーツをしたくても、なかなか場所や時間がないという人もいるかもしれないね。そんなときおすすめなのが、すぐにでもできる「おてつだい」だ。実はこのおてつだい、毎日すると結構いい運動になる。おつかいやおふろそうじ、ゴミ出し、まどふき。みんなも元気になって、お母さんも喜ぶ。みんなで笑顔になれるから、運動って最高なんだ！

CHECK LIST チェックリスト

このページをコピーして、部屋にはっておくといいよ。

ここまでたどりついたきみたちは、次のミッションに取り組もう！ できたら、□にチェックをつけよう。

ミッションレベル1 ★☆☆
- □ 片足立ちに挑戦しよう（右左それぞれ1分間ずつ）
- □ 夜ねる前にストレッチをしよう

ミッションレベル2 ★★☆
- □ 毎日1つ、おうちのおてつだいをしよう
- □ 毎日、階段を200段分のぼろう

ミッションレベル3 ★★★
- □ 早足で毎日合計30分間歩こう
- □ なわとびで連続100回飛びに挑戦してみよう
  - ＊車に気をつけて安全な場所でおこなってね！

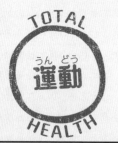

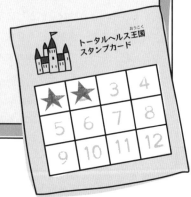

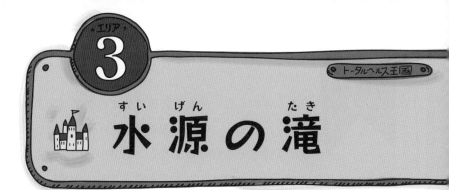

エリア3 水源の滝

高い山をこえると、そこには巨大な滝が！ ものすごい水量で、ぼくたちはビックリしてしゃがみこんでしまった。

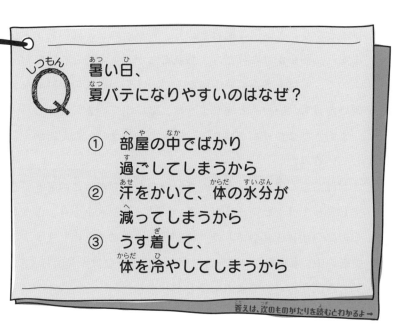

Q しつもん 暑い日、夏バテになりやすいのはなぜ？

① 部屋の中でばかり過ごしてしまうから
② 汗をかいて、体の水分が減ってしまうから
③ うす着して、体を冷やしてしまうから

答えは、次のものがたりを読むとわかるよ→

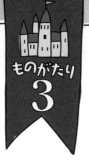

ものがたり 3

　ある夏のこと、異常な熱波に包まれた地域がありました。気温は、38度。湿度は、90パーセント。今まででは考えられないような、自分の体温よりも気温の高い日が続いていましたので、みんなうんざりしていました。

　その地域に、園芸を趣味にしているおばあさんが住んでいました。長い間、家事と子育て、それにスーパーのレジのお仕事をしていました。子どもたちが結婚して家を出たので、自分の時間ができたおばあさんは、大好きなお花を育てることにしたのです。晴れの日には水をやり、ときには肥料をやり、雑草をぬき、庭のお手入れをします。時間をかけた分だけ、お花たちが元気よくきれいに育っていくので、おばあさんは夢中になっていました。この記録的な暑さが続いた日も、いつもと同じように、庭に出ていました。

「まあ、ひまわりがさいた！　でもこの暑さで、なんだかぐったりしているみたい」

　おばあさんは大事に育てたきれいな花たちが、この暑さでしおれてしまってはかわいそうだと思い、せっせと水をやり、ひさしを作るのに一生けんめいでした。汗が滝のようにふき出します。こうして暑い中、水を飲むのも忘れて夢中で作業を続けたおばあさんは、お昼どきになったので家の中にもどりました。

おばあさんが、こうした作業を続けて2日目のことです。お昼すぎ、むすめのゆうこさんがおばあさんの家に電話をかけました。プルルル、プルルル—

「はい……」「あ、お母さん？　ゆうこだけど」「あぁ……」

「毎日、暑いねー。大丈夫？」「……。そう……ね」

「けんたは元気にしているわ。さっきご飯を食べて、いまミニカーで遊んでいるの」「……」「お母さん？」

　なんだか、悪い予感がしたゆうこさんは、小さな息子をだきあげると急いで母親の家まで車で向かいました。家の中に入るとすごい熱気です。

「お母さん!?」

　玄関でさけんでみましたが、反応がありません。キッチンまで入っていくと、そこにはおばあさんが意識を失っておれていました。ゆうこさんは、あわてて救急車を呼びます。かけつけた救急隊員も家の中の熱気におどろきました。その日、おばあさんの家では、大きなせん風機が1台回っているだけでした。それだけでは、この夏の熱気と湿気に対して、十分ではなかったのです。

　幸運にも、病院に運ばれたおばあさんの命は助かりました。今では水分を十分にとりながら、毎日元気にお花を育てています。

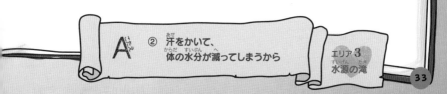

こころちゃん

軽い熱中症に
なったことがあるの。
だから、毎日、こまめに
水を飲むようにしているんだ！

だいじくん

暑い日は、
冷たいジュースを一気飲み！
のどがかわいたら、
飲めばいいのさ！

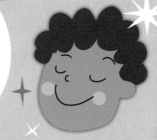

豆知識

女の子たちはそろそろメークに興味を持つころかな。ファンデーションを知っているかな。肌を美しく見せるためにぬるもので、固形、パウダータイプ、クリームタイプ、リキッドタイプなどの種類がある。リキッドタイプのものをリキッドファンデーションと呼ぶんだって。リキッドという英語は液体の意味。つまり液状になったファンデーションのことを、リキッドファンデーションと言うんだ。

なるほどかな？

Liquids……水分

シークワーズパズル

10このキーワードがかくれているよ！
たて・よこ・ななめでさがしてね。
残った文字で、下線をうめよう。

> 2回使う文字もあるよ

な	か	さ	こ	み
み	き	て	い	す
し	う	と	い	す
ぶ	た	ず	け	あ
き	か	す	み	め

キーワード
- あめ
- いけ
- うみ
- かさ
- こい
- たき
- かすみ
- すいてき
- すいとう
- なみしぶき

人間の体に大切なのは……
＿＿＿＿

滝の裏側に何かあるみたい……
パズルを解かなくちゃ！

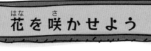
花を咲かせよう

滝から水をくんで、巨大な花に水をあげよう。

もっと
おおきくなあれ

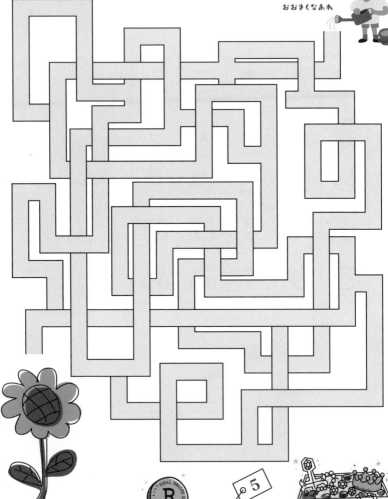

なるほど！カ・ラ・ダ博士

体は水でできている！

きみの体の70パーセントをしめているのは何だと思う？　なんと水なんだ。ひふや筋肉、骨にだって水がふくまれているんだよ。

人間は水がないと生きられない。ところが、毎日1600ccから2000ccもの水を、汗やおしっこなどで、体の外に出している。だから、体に大切な水をしっかりほきゅうすることが大切なんだ。

水を飲むことが大事だからって、一度にたくさん飲んでしまうのはまちがい。体に吸収されずにそのままおしっことして出てしまう。水を飲む量とタイミングは、朝起きたときにコップ2杯の水（このときはぬるめのお湯がいいね）、午前中に2杯、午後に2杯、夕方に1杯。気をつけることは、食べた後の1時間と、次の食事の30分前からは水をあまりとらない方がいいってことだ。食べ物を消化してくれる胃液がうすまって、食べ物の消化が悪くなってしまうからね。

水がひつようなら、ジュースを飲めばいいやと思っている人はいるかな？残念ながら、ジュースや炭酸飲料の中には砂糖がたくさん入っていて、元気にするどころか、体をつかれやすくしてしまうんだ。気をつけてね。

水を飲むと、うんちがちゃんと出るようになり、ご飯がおいしく食べられて、はだがすべすべになり、かぜをひきにくくなり、ゆったりした気分になれるんだ。水の働きってすごいね！

また、水は飲むだけではなく、手を洗ったり、うがいをしたりすることで、健康を守ってくれる。目には見えないほど小さなばいきんやウイルスは、弱っているとき体の中に入ると病気になってしまう。そうならないためにも、帰ってきたときや、トイレから出たとき、また食べる前も忘れずに手洗いやうがいをして、自分の体を守ろう。せっかく手を洗っていても、つめがのびたままだと、そこによごれがたまってしまうから、1週間に1回、つめを切ることも忘れずにね。

CHECK LIST チェックリスト

このページをコピーして、部屋にはっておくといいよ。

ここまでたどりついたきみたちは、次のミッションに取り組もう！　できたら、□にチェックをつけよう。

ミッションレベル 1 ★☆☆
- □ 朝起きたら水を飲もう
- □ 外から帰ってきたら手を洗おう

ミッションレベル 2 ★★☆
- □ 水分の入っている野菜や果物を食べよう
- □ のびているつめを切ろう

ミッションレベル 3 ★★★
- □ フルーツジュースをミキサーで作ってみよう
- □ 朝2杯、午前中2杯、午後2杯、夕方1杯の水を毎日飲もう

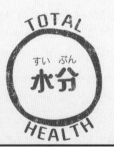

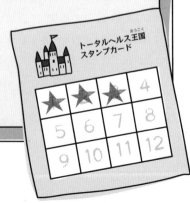

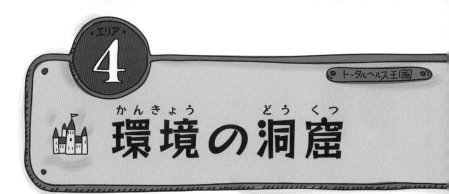

環境の洞窟

しんちょうに進んでいくと、そこには洞窟の入口が！ 勇気を出して、入ってみよう…

Q 「もったいない」という言葉を
ワンガリさんが
世界中に広めたのはなぜ？

① 地球資源を大切にするため
② お金を大切に使うため
③ ゴミを減らすため

答えは、次のものがたりを読むとわかるよ→

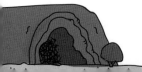

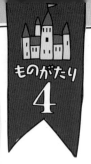

ものがたり 4

　"もったいない"という言葉を聞いたことがありますか。
「食べ物を残すなんて、もったいない」
「まだ使えるものを捨てるなんて、もったいない」
「力があるのにやらないなんて、もったいない」
　世の中は、たくさんの「もったいない」であふれています。

　ケニアに、ワンガリ・マータイさんという女性がいました。彼女は、ケニアを初めとするアフリカの国々で、植林（緑のない土地に、木の種や苗を植える）活動をはじめました。この植林活動をふくめ、環境問題にかんれんした自分たちの働きを「グリーンベルト運動」と名づけました。それから彼女は、こうした一生けんめいな取り組みによって、ノーベル平和賞を受賞しました。

　ワンガリさんは、その後日本をたずねたときに、ある美しい言葉に出会いました。それが、"MOTTAINAI（もったいない）"です。ところが、日本人の中には、その言葉があまり好きでない人もいます。あれもこれも「もったいない」と言うと、あの人はケチだ、と思われてしまうのではないかと心配になるからです。

　しかし、ワンガリさんは日本人でさえも忘れかけている「もった

いない」という言葉の持つ本当の意味を知りました。「必要以上にものを使わない」「ものを大切にする」「持っているものを正しく使う」「もう一度使えるものは利用する」といったことが、つまりは地球を、そして自然を大切にすることにつながるのだというのです。そして、この言葉には、かぎりある地球資源に対するそんけいの気持ちが、こめられていることに気づいたのです。ワンガリさんは、この言葉を知ったときに、このような意味がこめられた言葉をほかの国の言葉でも探しました。世界中にこの思いを伝えたかったからです。でも、たった1つの言葉で、それらすべてを言い表した言葉はほかの国には見当たりませんでした。そこでこの"MOTTAINAI（もったいない）"という言葉を、世界共通の言葉として世界中に広めたいと考えたのです。

今では、「もったいない」という日本語は、美しい言葉として世界に広まりはじめています。私たちはこの言葉に自信と誇りを持ってよいのです。

みなさんは普段、「もったいない」生活をしていませんか？　どのようにしたら、環境を大事にする生活ができるでしょうか。1日の生活をふり返って、できることからいっしょに始めましょう。

合い言葉は？　"MOTTAINAI（もったいない）"!!

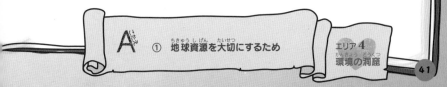

① 地球資源を大切にするため

エリア4
環境の洞窟

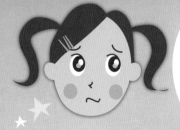

なのはちゃん

かわいいメモ帳を買ったんだけど、お家には、まだ使っていないのが2冊も……

まなぶくん

最近、エコバッグを持っておつかいに出かけているよ。

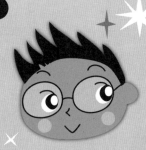

豆知識

日本の中央省庁の1つに、環境省というのがあるのを知っているかな？ 環境省のホームページのURLは http://www.env.go.jp/。まん中あたりにあるenvというアルファベットは英語のenvironmentを省略したものだ。地球環境を守り、いまの環境をずっと未来につなぐための決まりなどをつくる国の機関だよ。政府も環境を守ることを考えているんだ。

なるほどかな？

Environment…環境

エコ（eco）ビンゴ

マスに書かれているエコに取り組んだら、丸をつけよう。
たて・よこ・ななめのどこか一列がそろったら、ビンゴの完成だ！

買い物に エコバッグを 持っていく	牛乳パックを リサイクルに 出す	歯をみがいて いる間は 水を止める	使っていない 部屋の電気を 消す
充電が 終わったら コードをはずす	出かけるとき 自分の水筒を 持っていく	近場への 移動は歩く	家や学校で ゴミの分別を 手伝う
冷房： 1度あげる、 暖房： 1度さげる	シャワーの 時間を 1分短くする	冷蔵庫は 出すものを 決めて開け、 すぐ閉める	テレビは 時間を決めて 見る
空きカン、 ペットボトルを リサイクルに 出す	シャンプーや リンスは 必要な量だけ 使う	ブックカバーや 包装紙を断る	自転車で 行ける場所へは 自転車で行く

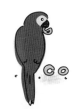

エコはエコロジーの略で、
自然環境保護運動のことだよ！

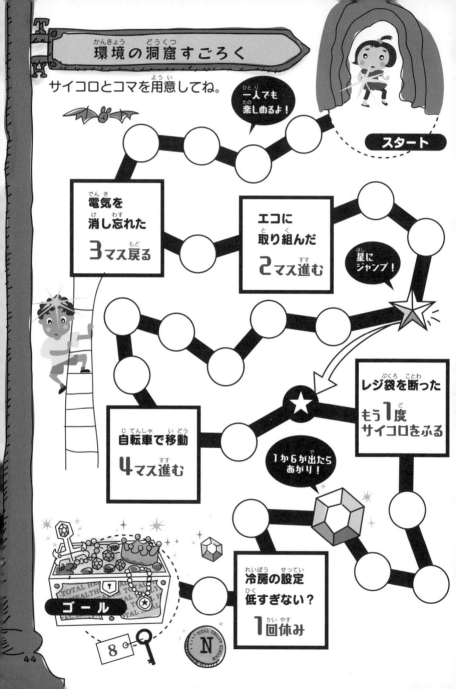

なるほど！カ・ラ〜ダ博士

3Rでヒーローになろう！

きみの家には、どのくらいものがある？ いつも新しいものを買えばいいと気楽に考えていると、いつのまにかたくさんのものに囲まれて暮らすことになってしまう。これまで世界中でものをたくさん作って、使って、捨ててきたけど、このままでは、限りある資源がなくなってしまう。ワンガリさんは、これからみんなで、この地球を大切にしていくためにMOTTAINAIという言葉と思いを広めていったんだね。

きみも「もったいない」生活を変えるために、資源を大切に使う3Rという活動にチャレンジしよう。これは、ゴミをへらし（Reduce）、くりかえし使い（Reuse）、リサイクルする（Recycle）活動のことで、英語の頭文字3つのRをとって名づけられた。たとえば、買い物でもらうレジ袋には、石油という資源が使われている。でも、みんながエコバッグを持つようにすれば、石油の使用が減り、レジ袋をリサイクルするときに出る二酸化炭素も減るんだ。

それから、自分の持っているものを長く大切に使おう。いらなくなったものをほしい人にゆずったり、別の使い方を考えることもできるよね。

ゴミの分別も重要だ。ゴミをきちんと分別することで、もう一度資源として使うことができるんだよ。

太陽の浴びすぎにご注意！

太陽の光を浴びると、骨や歯やひふが強くなり、筋肉の働きも良くしてくれる。そして、病気から体を守ってくれるんだ。この太陽の光はきみたちの体に必要なのだけれど、あまり浴びすぎるとひふガンになってしまうこともある。本当は、地球のまわりには、太陽の光が地球にちょうどよく届くように守ってくれているオゾン層があるんだ。ところが、人間が使ったフロンガスでこのオゾン層がこわれはじめている。これは大変！ ぼくたちでもっと環境問題について考えていこう。

CHECK LIST

> このページをコピーして、部屋にはっておくといいよ。

ここまでたどりついたきみたちは、次のミッションに取り組もう！ できたら、□ にチェックをつけよう。

ミッションレベル1 ★☆☆
- □ 歯をみがくときのすすぎ水にコップを使おう
- □ 買い物にエコバッグを持っていこう

ミッションレベル2 ★★☆
- □ シャワーは使うときだけ水を出そう
- □ 自分のスプーンやはしを用意して、使い捨てをやめよう

ミッションレベル3 ★★★
- □ ゴミの分別に取り組んでみよう
- □ お家でできるエコを家族といっしょに考えてみよう

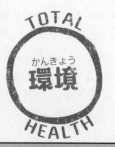

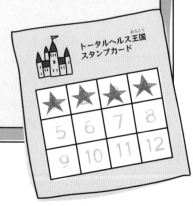

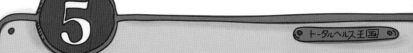

信仰の大木

洞窟をぬけると広い草原が。草原には見たこともないような大木が枝を広げてどっしり立っているぞ…

Q しつもん 心からの安心に必要なものは次のうちどれ？

① 身を守ってくれる武器
② 助けをすぐによべる携帯電話
③ 神さまへの信頼

にてる…

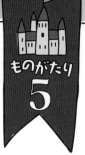

ものがたり 5

あるところに、絵のとても上手な先生がいました。そこに2人の男の人がやってきて、弟子になりたいと申し出ました。有名な先生のそばで、絵を学びたいというのです。絵の先生は、その2人を弟子にしました。

ある日、絵の先生は、弟子たちに言いました。
「出かけていって、安心をテーマに、絵をかいてきなさい」
弟子たちは、早速、思い思いの場所へと出かけていきました。
1人の弟子は、美しい湖の前に座りました。何日もかけて、気持ちよく晴れた自然豊かな風景をかきました。もう1人の弟子も、別の湖に着きました。そして、同じように何日もかけて納得のいく絵を完成させました。そして絵の先生のもとへ帰ってきました。
「無事に帰ってきてくれたね。それでは、お前たちのかいた絵を見せてもらおう」

最初の弟子の絵は、すばらしいものでした。晴れやかな空がうつりこんだ湖の絵です。湖を囲む葉のしげった大きな木々やあざやかな花の色まで美しくえがかれています。湖で水を飲む動物たちも、まるで絵の中で安心して生きているように、見事にかかれています。
「よくかけている」と言って先生はほほ笑みました。

それから、次の弟子の絵を見ました。そこには、目を疑うような

風景がかかれていました。同じようなアングルからかかれた絵でしたが、暗くよどんだ空に、あれくるう湖。風が強くふきつけ、木も花も折れ曲がるほどになびいています。嵐を表現したとても迫力のある絵でした。

　最初の弟子は言いました。
「お前、先生の話を聞いていたのか。今回の課題は、安心がテーマだぞ。まちがえたんじゃないのか」
　すると、先生は手をあげて、かれの言葉を止めました。
「よく見てごらん」
　そう言われて、もう一度絵をよく見てみると、絵のすみにある木に鳥の巣がかかれていました。その巣の中には、大きなつばさで小鳥を包み、嵐から守っている母鳥の姿がかかれていました。小鳥は、母鳥を信頼し、心から安心しているように見えます。
　絵の先生は、しばらく考えこんでから言いました。
「本当の安心とは、このようなことを言うのかもしれないな」

③ 神さまへの信頼

エリア5
信仰の大木

こころちゃん

なんでも自分1人でできるわ。
人の助けなんて必要ないもん……

まなぶくん

神さまにお祈りをしてから学校に行くと1日元気に過ごせるんだ。

豆知識

ビリーフ（Belief）という英語はビリーブ（Believe）という動詞の名詞形だよ。卒業式や音楽会などでよく歌われる「ビリーブ」という歌を知っているかな。歌詞の最後は「アイ ビリーブ イン フューチャー 信じてる」だよね。これは、「わたし（ぼく）は未来を信じている」という意味なんだ。ビリーブという英語が信じるという意味なので、このような歌詞になるわけだ。**なるほどかな？**

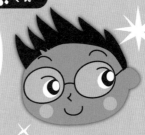

Belief……信じること

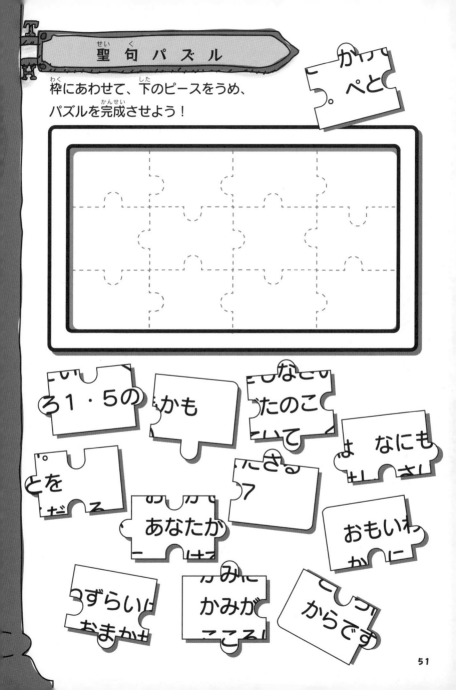

何が見える？

数字を指定された色でぬりつぶそう！

キーワード
1→赤　2→黄色　3→オレンジ
4→緑　5→水色　6→茶色

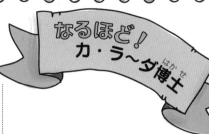

不安になることってある？

目には見えないけれど、大切なものって何があるかな。空気や日の光、やさしさや勇気など、たくさんあるよね。

お話の中で書かれていた小鳥は、嵐の中にいた。でも小鳥は、暗くよどんだ空、あれくるう湖、強くふきつける風にもおびえることはなかった。それは、安心できる母鳥の大きなつばさの中にいたからなんだ。

同じように、神さまはいつもきみのことを大切に思い、守っていてくれる。神さまは、目には見えない。でも、きみのことを大切に思い、きみがここまで大きくなるまで育て、きみに必要なすべてのものをあたえてくださった。きみのことを心から愛してくださっているんだ。

小鳥が母鳥のつばさの中にいることを知らなかったら、嵐の中でこわい思いをしただろうね。目に見える、あれくるう嵐よりも、目には見えないけれど、母鳥の大きな愛を信じていたんだ。でも、ぼくたちも、強く、やさしく、愛情深い神さまのつばさの中にいることをおぼえているとき、小鳥と同じように、どんな状況でも安心していることができるんだよ。

お祈りのパワー

きみは神さまにどんなふうにお祈りしてる？ 食事をありがとうございます、今日も守ってください、とお祈りしているかもしれないね。神さまには仲のよいお友だちに話すように、何でも話していいんだよ。ぼくたち人間には、先のことはわからない。でも、神さまはすべてを知っておられる。そして、ぼくたちにとって一番よいときに、一番よいものをあたえてくださるんだ。

神さまがぼくたちのことを愛してくださっていること、そして、神さまは、ぼくたちに一番よいものをあたえてくださることを信じること、この2つを信じていれば、毎日どんなことが起きても、安心して過ごせるよね！

CHECK LIST

このページをコピーして、部屋にはっておくといいよ。

ここまでたどりついたきみたちは、次のミッションに取り組もう！　できたら、□ にチェックをつけよう。

ミッションレベル1 ★☆☆
- □ ヨハネによる福音書3章16節を暗唱しよう
- □ 「目には見えないけれど大切なもの」を5つ、紙に書き出してみよう

ミッションレベル2 ★★☆
- □ 神さまに1日の出来事をお祈り（お話し）してみよう
- □ 感謝していることを5つ、紙に書き出してみよう

ミッションレベル3 ★★★
- □ お祈りが必要な人のために、毎日祈ってみよう
- □ 神さまに手紙を書いてみよう

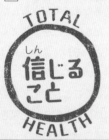

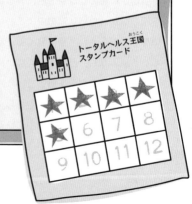

エリア 6 おやすみ島

トータルヘルス王国

目の前には青い海。ヨットでわたると、島に着いた。看板には「おやすみ島」と書いてあるぞ。

Q しつもん

集中力がなくなってしまうのは、次のうちどれ？

① 愛情不足
② 睡眠不足
③ 勉強不足

答えは、次のものがたりを読むとわかるよ→

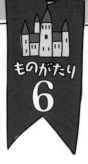

ものがたり 6

　1996年のことです。ジェシカ・デブロフという7才の少女が、飛行機によるアメリカ横断の最年少記録に挑戦しようとしていました。同乗していたのは、ジェシカの父親と、パイロットの資格を持つインストラクターでした。ジェシカは、このインストラクターに教わって、パイロットになるための訓練を受けました。

　はじめは順調でしたが、この挑戦をテレビ局や新聞社が聞きつけました。7才の少女パイロットというめずらしい話だったので、どうにかしてライバルよりもおもしろい情報を手に入れたいと、みんな必死になりました。そしてジェシカのインストラクターに取材をしようと、深夜早朝かまわず追いかけ回したのです。

　インストラクターは、おくさんに電話をかけました。
「朝からばんまで、テレビ局や新聞社に追いかけられているんだ。ゆっくりしたいときにも、集中したいときにも、練習でつかれて帰るときにもね。もうがまんできない。体はねむりたいはずなのに、ストレスのせいでなかなかねられなくてね。睡眠不足になってしまったよ。それに、ちょっとしたことでもイライラしてしまうんだ。いやがらせにも思えるような取材が終わって、きみに会える日が待ち遠しいよ」

いよいよ、アメリカ横断に向けて準備が整いました。このインストラクターは、安全確認をきちんとする人としてパイロット仲間に知られていました。ところがこの日、いつもならするはずのないミスをしてしまいました。出発前に天候のチェックをしなかったのです。その結果、飛行機は嵐にあい、離陸直後に墜落してしまったのでした。

　後日、警察が、地上整備員へ事情を聞いたところ、このインストラクターが、車輪止めをはずさないでエンジンをかけていたこともわかりました。これは、パイロットならエンジンをかける前に必ず行うことです。このミスからも、かれがとてもつかれていて、いつもの注意力がなくなってしまっていたことがわかります。

　このインストラクターの話からわかるように、つかれきった頭脳は、大きなまちがいをしやすくなってしまいます。ですから、年令にあった睡眠時間をしっかりとることや、リラックスして心を休ませる時間をとることは、とても大切なのです。

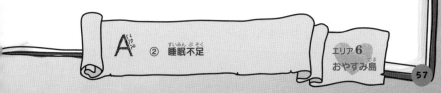

なのはちゃん

早くねるようになってから、授業も集中できるし、思いっきり遊べて、ご飯もおいしい！

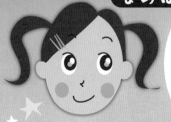

だいじくん

夜おそくまで一生けんめい勉強しているよ！だけど、授業中はつい、うとうと……

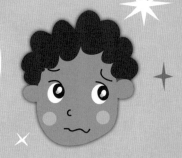

豆知識

ホテルやレストランなどに行くと、Rest Roomと書かれたドアを見ることがある。何の部屋か、知っているかな。実はトイレなんだ。レスト（Rest）とは休息するという意味。つまり用を足したり、メークをなおしたり、ちょっと一休みしてホッとする場所だから、休息の部屋というのかもしれない。ちなみに、個人の家のトイレはBathroomという言葉を使うよ。英語でToiletは便器そのものをさす言葉なんだって。**なるほどかな？**

Rest……休息

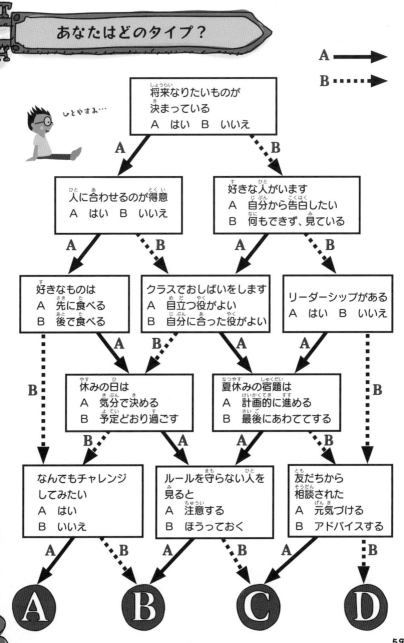

Aのあなたは……

オンオフ上手な
チョウタイプ

Bのあなたは……

コツコツきっちり
アリタイプ

Cのあなたは……

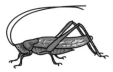

楽しいのが一番！
キリギリスタイプ

Dのあなたは……

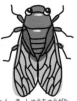

短期集中型！
セミタイプ

おやすみ島では
みんなひとやすみ zZZ

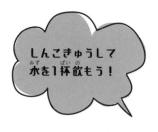

しんこきゅうして
水を1杯飲もう！

さあ、宝箱を
プレゼントだよ！

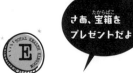

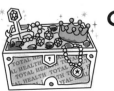

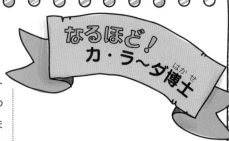

毎日、何時にねてる？

お話に出てきた経験豊かなインストラクターの例からもわかるように、つかれきった頭脳というのは、大きなまちがいをおかしやすい。睡眠に関する研究の結果、今、世界中で多くの人たちが睡眠が足りていないといわれている。睡眠不足で病院にたくさんの人が通っているほどなんだ。睡眠が足りなくなると、つかれやすくなり、授業にも集中できなくなる。落ち着いて考えられなくなるから、ちょっとしたことでイライラしてしまったりする。

ぼくたちが家族や友だちと仲よく過ごすためにも、睡眠はとっても大事だ。夜十分にねむると、日中は頭がさえ、元気でいることができる。人によって差はあるけれど、きみが小学生なら、10時間ほどねむれたら、朝スッキリと目覚めることができるだろう。睡眠は体に必要なものを作り出して、体と心を最もよい状態にしてくれる。睡眠は、きみたちが楽しく元気に過ごすことができるように、神さまからあたえられたすばらしいおくり物というわけさ。

安息日は心を元気にする日！

毎日、睡眠やリラックスした時間をとって、心も体も落ち着けることが大事だということを学んできたね。ぼくたちの体をつくられた神さまは、夜の休みだけでなく、毎週、休みをとるようにおっしゃったんd。神さまは週の7日目を安息日とし、毎日しているようないそがしいことはお休みして、神さまに感謝する日を、ぼくたちにあたえてくださったんだ。

睡眠をしっかりとると、次の朝元気に目覚められるように、毎週の安息日を神さまとともにゆっくり過ごすことによって、心が元気いっぱいになるんだよ。

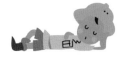

CHECK LIST
チェックリスト

このページをコピーして、部屋にはっておくといいよ。

ここまでたどりついたきみたちは、次のミッションに取り組もう！ できたら、□ にチェックをつけよう。

ミッションレベル 1 ★☆☆
- □ 夕食を食べ過ぎないようにしよう
- □ ねる1時間前は、テレビを見たりゲームをしないでゆっくり過ごしてみよう

ミッションレベル 2 ★★☆
- □ ねる前に神さまにお祈りしてみよう
- □ 長い時間、勉強するときは、とちゅうで体を動かそう

ミッションレベル 3 ★★★
- □ 1週間のうち1日、テレビやゲームをしない日を作ろう
- □ 毎日決まった時間にねよう

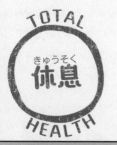

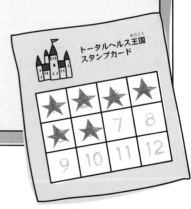

エリア7

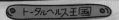

空気(エアー)つり橋

おやすみ島のむこう岸まで、細くて長い6つのつり橋が、かかっている。えーっ？　これをわたるの？　ちょっとこわいなあ…

しつもん Q　アサガオの葉っぱに白いはん点ができた原因は？

① 水ではなく、牛乳をあげたから
② まわりの空気がよごれているから
③ 葉っぱが成長したから

答えは、次のものがたりを読むとわかるよ→

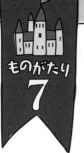

ものがたり 7

　2年3組の子どもたちがアサガオを育てていました。プランターに種をまき、水をやり、やがて芽が出ました。毎日少しずつ元気に育っていきます。ところがある日、朝早く登校してきた水やり当番の子がアサガオの様子を見ると、葉っぱに白いはん点ができているのに気づきました。
　そして、次々に登校してくるクラスの仲間に話しました。
「見て。葉っぱが白くなってる！」
「うわあ、なんだこれ！」
「だれかのいたずらじゃないの？」
「きっと、水ぼうそうだ！　さわったらうつるぞ！」
「葉っぱが日焼けしただけじゃない？」
　クラスは、あっという間に大さわぎになりました。となりのクラスにまで、おもしろおかしく話しに出かける生徒までいます。
「みんな、何をそんなにさわいでいるんだ？」
　担任の先生が教室にやってきました。
「先生、大変です！　アサガオの葉っぱが……」
　子どもたちは、またそれぞれ自分の考えを口にします。
　しばらくアサガオを観察していた担任の先生は「なるほど」と言って、ふり返りました。

子どもたちは、先生の答えを待って、急に静かになりました。
「アサガオが、病気にかかってしまったようだね」
「病気？」
「ほら、やっぱり水ぼうそうだよ！」
　人間は呼吸をするときに、酸素を吸って、二酸化炭素をはきます。植物は反対に、二酸化炭素を吸って、酸素をはきます。こうして自然のバランスがうまく保たれているのです。ところが、アサガオがよごれた空気を吸ったことで病気になってしまいました。自然豊かな山に登ると、空気がおいしいなあと感じますね。人間は気づかないうちに、よごれた空気を吸ってしまっているわけです。植物は人間よりえいきょうが出やすいので、葉っぱが白くなりましたが、酸素をはく植物の元気がなくなってしまえば、いずれは人間にもえいきょうが出てきてしまいます。
　先生の説明を聞いて、子どもたちはまじめな顔でうなずきました。
「先生、ぼくたちはそのために何かできますか？」
　水やり当番の子が手をあげました。
「よし、いい機会だから、環境問題についてみんなで考えてみよう」
と、先生は力強くうなずきました。

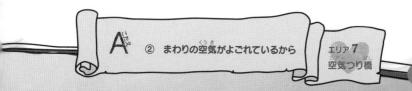

こころちゃん

いつも窓を開けて
空気を入れかえているの。
とってもスッキリするよ。

だいじくん

寒いのが苦手だから
すぐに暖ぼうをつけるよ！
でも、なんだか
頭がぼーっとして
きちゃった……

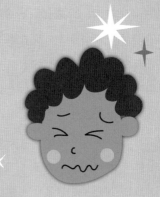

豆知識

最近の自動車には、運転席や助手席に、Air Bag（エアバッグ）がついている。これは、自動車事故にあったときに、乗っている人への衝撃をやわらげてくれる安全装置の１つだ。追突するとセンサーが働いて、自動的に空気（Air）の入った風船のような袋がふくらみ、体に受ける衝撃をやわらげて守ってくれるというもの。Air Bag、つまり空気袋のクッションというわけなんだよ。**なるほどかな？**

Air……空気

ナンプレパズル

つり橋が6本あるよ。
問題を解いて、一番安全な橋を見つけよう！

	①	②	③	④	⑤	⑥
①	3	5			4	6
②			6		3	答え(こたえ)
③			1	3		
④	2	4			6	1
⑤	6			4	1	
⑥		2	4			3

答え(こたえ) の橋

ルール

① たての各6列に1～6の数字が入ります。
② よこの各6列に1～6の数字が入ります。
③ 太線で囲まれた2×3の各6ブロックに1～6の数字が入ります。

※数字がかぶらないようにうまくあてはめよう。

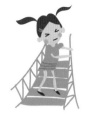

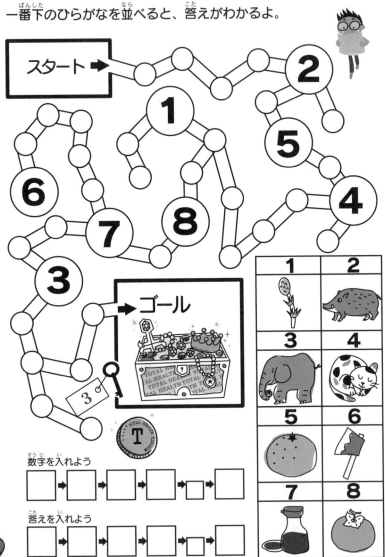

なるほど！カ・ラ〜ダ博士

空気ってなくならないの？

空気は目に見えないので、つい空気がそこにあることを忘れてしまいがちだが、ぼくたちは毎日、起きている間も、ねている間もずっと呼吸をしている。人間は、息を鼻からスーッと吸いこんだときに酸素を体に入れ、フーッと口からはき出したときに二酸化炭素を出す。酸素が足りないと、人間は死んでしまうんだ。

では、人間に必要な酸素はどうやってできるのだろう。実は、酸素は植物が作ってくれている。植物は葉っぱの空気穴から、空気の中にある二酸化炭素を吸いこみ、代わりに酸素をはき出す。人間と逆なんだね。アサガオの葉っぱに白いはん点ができたのは、よごれた空気を吸って、弱ってしまったからだ。

実は、空気をよごしてしまっているのは、ほかでもない人間だ。車の排気ガスや工場から出るけむりなどが、空気をよごす原因になっている。空気をきれいにするためにできることはあるだろうか。どこかに行くときは、みんなでバスや電車を使おう。近くだったら、歩いたり、自転車で移動するのもいい。

家の中だって、空気をきれいにするために協力できることがあるよ。エアコンを冷たくしすぎたり、あったかくしすぎたりしないこと。冷蔵庫を開け閉めする時間を短くすること。テレビをつけっぱなしにしないこと。電気を大事に使うことで二酸化炭素も減り、空気をきれいにすることができるんだ。環境を守ることは、ぼくたちが吸う空気をきれいにすることなんだ。

山登りや、自然の多い場所を散歩すると、空気がきれいだな、と感じるのは、たくさんの植物がきれいな空気を出してくれているからなんだ。きれいな空気を吸うと、体が軽く、元気になった気がしないかな。それに、深呼吸をすると心が落ち着いて、リラックスできる。生き物にとって、空気は目には見えないけれど、とても大切なものなんだ。

CHECK LIST チェックリスト

このページをコピーして、部屋にはっておくといいよ。

ここまでたどりついたきみたちは、次のミッションに取り組もう！ できたら、□ にチェックをつけよう。

ミッションレベル 1 ★☆☆

- □ 夏はエアコンの温度を27度、冬は23度にしてみよう
- □ 部屋の空気を入れかえてみよう

ミッションレベル 2 ★★☆

- □ 1日3回、深呼吸をしよう
- □ 姿勢よく過ごしてみよう

ミッションレベル 3 ★★★

- □ 近いところなら、自転車や歩きで移動してみよう
- □ 自然の多い場所で、思いっきり深呼吸してみよう

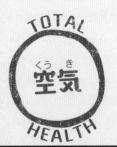

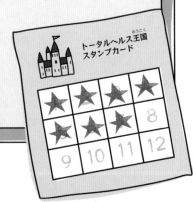

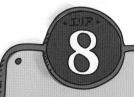

がまん岩

トータルヘルス王国

つり橋をわたりきると広い草原に出た。どこかに「がまん岩」があるらしい。どうすれば、たどりつくことができるの？地図を見ながら進もう。

しつもん Q　大好きなお菓子をもらえるとして、きみならどちらを選ぶ？

① 1つしかもらえないけれど、今すぐ食べることができる
② すぐに食べられないけれど、後で2つもらうことができる

答えは、次のものがたりを読むとわかるよ→

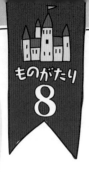

ものがたり 8

　欲しいものを買ってもらえなかったり、遊びたいだけ遊ばせてもらえなかったりしたことはありますか。大人はいつも、決まってこう言います。

「がまんしなさい」

　アメリカの大学で、こんな実験が行われました。幼稚園の4才の子どもたちに、次のように言います。
「ちょっとお買い物に行ってきます。おやつにマシュマロを置いていきますが、先生がもどってくるまで食べるのを待つことができたら、ごほうびにもう1つマシュマロをあげますよ。待てなかったら、このマシュマロだけですよ」

　子どもたちの何人かは、先生がもどってくるまでの20分間、がまんして待つことができました。とても長い時間に感じたことでしょう。待っている間、マシュマロを見なくてすむように、子どもたちはそれぞれ、机に顔をふせたり、1人遊びをしたり、歌を歌ったり、おひるねをしたりして、マシュマロのゆうわくに勝つための工夫をしました。そうして、最後までがんばりぬいた子どもたちは、マシュマロを2つもらうことができました。

　一方、同じ4才の子どもでも、目の前のゆうわくに勝てず、すぐ

にマシュマロをつかんで、口にいれた子どもたちも多くいました。
　この実験に参加した子どもたちは、青年になって次のような差が生まれました。マシュマロをがまんできた子どもたちは、人づきあいが上手で、勉強やスポーツでかつやくしていたり、一番行きたかった学校に入ることができたり、なりたい職業についた人が多かったそうです。マシュマロをすぐに食べてしまった子どもたちは、残念ながらこの反対の結果が多かったそうです。
　人生には、今よりもっとよいものを手に入れるために、目の前にある楽しいことをがまんする必要のある場合があります。それは夢をかなえるためだったり、心も体も健康で幸せに暮らすためだったりと、いろいろです。
　夕飯をおいしく食べるために、お菓子をがまんする。睡眠不足や目の健康のために、テレビゲームをいつまでもやらない。家族と過ごす時間を作るために、携帯電話を使ってよい時間を決め、宿題を早くすませる。必要なときにしっかりとがまんでき、自分の気持ちを上手にコントロールできるようになると、その代わりに、たくさんのいいことがあります。子どもたちは、今からその訓練が必要なのです。大人がよく「がまんしなさい」というのは、こういうわけなのですね。

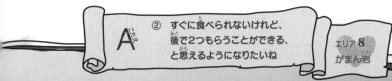

A　② すぐに食べられないけれど、後で2つもらうことができる、と思えるようになりたいね

エリア8
がまん岩

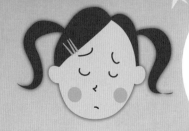

なのはちゃん

友だちと
いっしょにいても、
届いたメールを
気にしていたら、
ケンカになっちゃった……

まなぶくん

欲しいものがあるから、
今はちょっとがまんして、
おこづかいをためてるんだ。

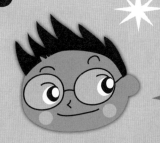

豆知識

テンペランスという英語は、節制と訳すことができるけれども、禁酒と関係ある言葉として使われることが多いんだ。日本語で「禁酒」という言葉を辞書で引くと、習慣的にお酒を飲んでいたのをやめること、またお酒を飲むことを禁止することと書かれている。テンペランスは、ほかには禁煙（タバコをやめる）という意味でも使われる言葉なんだよ。

なるほどかな？

Temperance……節制

熟語パズル

例を参考に、あいているマスにあてはまる漢字を考えてね。

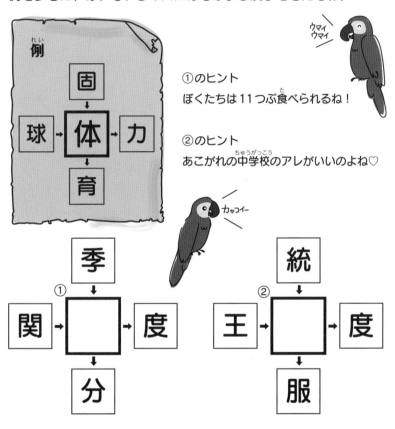

①のヒント
ぼくたちは11つぶ食べられるね！

②のヒント
あこがれの中学校のアレがいいのよね♡

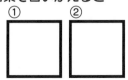

「がまん」をほかの言葉で言いかえると……

①	②

拾い文字迷路

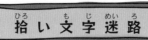

みんなとはぐれちゃった！
博士といっしょに文字を拾って、がまん岩まで向かおう！

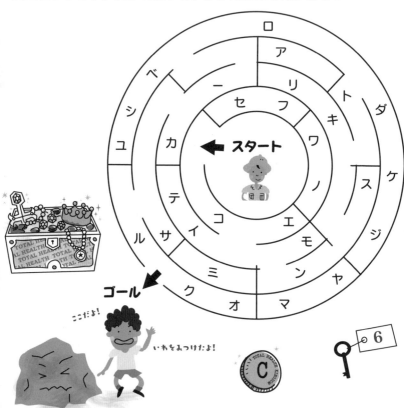

「がまん」を英語で言いかえると……

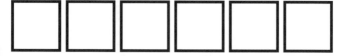

なるほど！カ・ラ〜ダ博士

未来のマシュマロ！

マシュマロの実験、きみならすぐに食べてしまう？　それともがまんして、後で2つのマシュマロをもらう？

この選択は、マシュマロだけでなく、その後の生き方にも関わっていたんだね。小さなマシュマロでもがまんできた子たちは、ほかのことにおいても、先のことを考えて行動することができたんだ。

みんなにも、未来の自分がよりよいものを受け取るために、今、少しだけがまんしたほうがいいことってあるよね。遊ぶだけでなく、勉強することは、将来の役に立つね。好きなものばかりではなく、体によいものも食べるようにすると、健康でいられるね。きみたちの身近にあるゲームも、おもしろいからといってずっとするのではなく、時間を決めることで、家族や友だちと過ごす時間が増える。本を読んだりすることもできるよ。

がまんというと、なんだか大変なことのように聞こえてしまうかもしれない。でも、大人になるということは、自分で決めることが増えていくということでもある。目の前の楽しみより、未来の自分のために、今どんなことをした方がいいのか、考えて行動することがとても大切なんだ。

そうすることで、未来のきみはマシュマロよりも、もっとすばらしいものを手に入れることができるというわけだ！　さあ、きみは明日の自分がもっと笑顔になるために、今日どんなことを選ぶのかな？

なんで20才からなの？

タバコやお酒は20才まで禁止されているって知っている？　みんなの体は今、大人になる大切な時期だ。そんなとき、重い病気を引きおこす可能性のあるタバコやお酒から、法律によってみんなは守られているんだよ。タバコやお酒は一度手を出したら、自分ではなかなかやめられない危険なもの。みんなのことを大切に思う人たちのためにも、自分の体を大事にしようね。

CHECK LIST

このページをコピーして、部屋にはっておくといいよ。

ここまでたどりついたきみたちは、次のミッションに取り組もう! できたら、□ にチェックをつけよう。

ミッションレベル1 ★☆☆
- □ 夕飯のために、おやつを食べすぎないようにしよう
- □ テレビやゲームの時間を1時間減らそう

ミッションレベル2 ★★☆
- □ 家族の時間を作るため、宿題を先にすませよう
- □ 携帯電話をさわらない時間を決めて、守ってみよう

ミッションレベル3 ★★★
- □ 将来のために、今がまんした方がよいことを書き出してみよう
- □ 書き出したことをいくつか実行してみよう

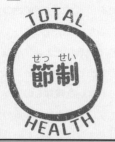

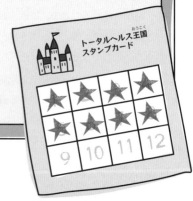

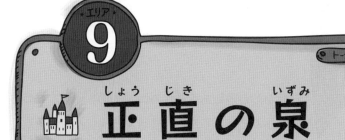

エリア 9 正直の泉

トータルヘルス王国

羊を追いかけて森に来たよ。その先にはキラキラ光る泉が見えてきた！　看板には「うそをつくものは通れない！」って書いてある…

しつもんQ 遊んでいると、友だちの投げたボールが窓ガラスを割ってしまった。どうする？

① 自分のせいではないので、にげる
② 友だちとあやまりに行く
③ 2人でだまっておく

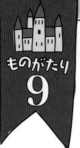

ものがたり 9

　むかしむかしあるところに、まずしい木こりの夫婦が住んでいました。おくさんは病気がちでしたので、木こりは、毎日森へ木を切りに出かけ、それを売ったお金でおくさんの薬を買い、2人仲よく暮らしていました。

　ある日、木こりはいつものように斧を持って森へ出かけ、湖のそばで木を切っていました。ところが力いっぱいふり上げた拍子に、斧がジャボーン、と湖に落ちてしまったのです。1つしかない大切な仕事道具だったので、木こりは泣き出しました。

　すると、湖に女の人が現れました。2つの斧をかかげると、「あなたが落としたのは、この金の斧ですか？　それとも、この銀の斧ですか？」とたずねました。

「いいえ、私が落としたのはそんなに立派な斧じゃございません。くたびれた古い鉄の斧です」

　木こりは正直に答えました。

「あなたは正直なよい木こりですね。あなたの斧はこれですね」

　女の人はニッコリとほほ笑むと、木こりの持っていた斧を差し出しました。

「あなたは正直ですから、金の斧も銀の斧もあげましょう。これでおくさんと幸せに暮らすのですよ」

そうして、また姿を消しました。

家に帰るとちゅう、木こりの美しい斧を見た別の男が、それをどこで手に入れたのかとたずねましたので、木こりは親切に教えてやりました。男は、木こりと同じように、斧を持って湖へ出かけ、持っている斧を水の中へ投げこみました。

すると同じ女の人が現れてたずねました。

「あなたが落としたのは、この金の斧ですか？ それとも、この銀の斧ですか？」

男はしめたと思い、「ああ、助かりました。私の落としたのはその金の斧です」と答えました。

女の人の目はみるみるつりあがり、「うそをつくなんて、なんて男でしょう。よくばってはいけません。あなたには、金の斧も銀の斧も、落とした斧だって返してあげません！」と言って、姿を消してしまいました。男は、くやしいやら、悲しいやらで、いつまでも湖のそばで泣いていました。

このお話は、昔から伝わる童話の1つです。正直に生きる人には、いずれ幸せがやってきます。そしてよくばったり、人をだまそうとするような人は、結局は前よりも損をしてしまうということをあらわしているのです。

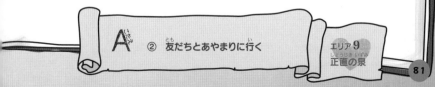

A ② 友だちとあやまりに行く　エリア9 正直の泉

なのはちゃん

ウソをつくと
心がそわそわしちゃうから、
正直でいるようにしているよ

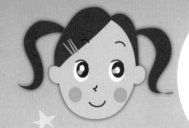

まなぶくん

カッコ悪いのはいやだから、
ちょっと
ごまかしちゃう
こともあるなあ

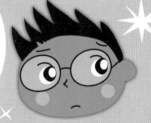

豆知識

正直は英語でオネスティ（honesty）という。ちょっと難しいけど、高潔さをあらわす英語、インテグリティーは、もともとラテン語のINTEGERという言葉からきており、健全、完全といった意味があるんだよ。

なるほどかな？

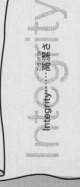

Integrity……高潔

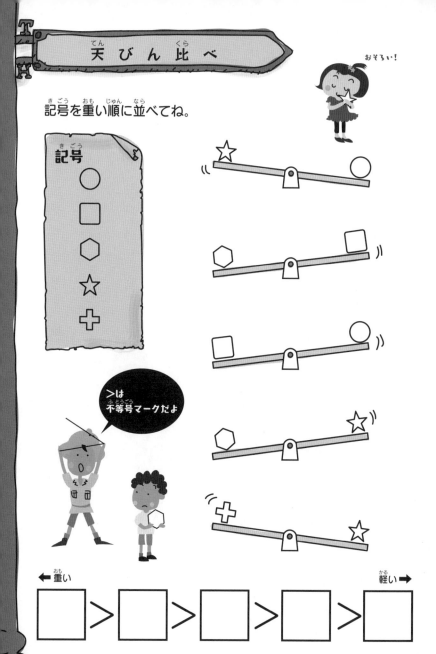

正直な木こり

ヒントを読んで、本物の宝箱を持っている
正直な木こりをさがしてね。

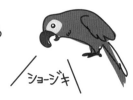

ヒント

- ブーツをはいてる
- 鉄のオノを持っている
- ぼうしをかぶっている
- 薬を持っている

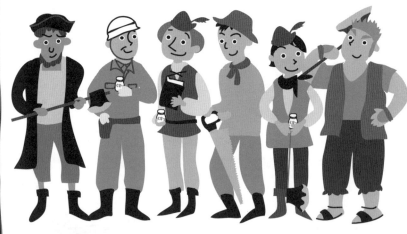

木こりが、宝箱をくれたよ！

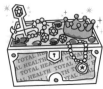

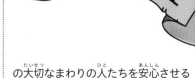

なるほど！カ・ラ〜ダ博士

どんな子と友だちになりたい？

正直なことはいいことだけれど、健康となんの関係があるんだろう。木こりのお話はきみも聞いたことがあるかもしれないね。木こりははじめから、自分の斧よりもすばらしいものをもらえると期待して正直に答えたのではなかったね。もっとよいものが目の前にあっても、正直に答えた。それは、木こりが普段から正直に生きていたからだ。木こりは正直に答えた結果、自分の斧だけ返されたとしても、きっと満足して帰っただろう。自分に対しても、だれに対しても正直でいることは、安心して毎日を過ごすことができる秘けつなんだ。その安心感がきみの体を健康にしてくれるんだよ。

正直であることは、きみたちが生きていく上でとても大切なことだ。考えてみてほしい。きみだったら、この正直な木こりと、うそをついた男のどちらと友だちになりたいだろうか。正直な木こりの方がいいよね。やさしく、正直な友だちは、きみを安心させてくれる。また、きみが正直な人でいると、きみの大切なまわりの人たちを安心させることができるんだ。

ぼくたちはいつもみんなにやさしくできるわけではないかもしれない。ぼくたちはみんな弱さを持っているからね。そんなとき、ぼくたちの一番の友だちとなってくださる神さまに、自分の弱さを正直に伝えてみよう。神さまはぼくたちの弱さをだれよりも知り、弱さを打ち明けてくれたことをとても喜んでくださるんだ。そしてお祈りによって、神さまが弱いぼくたちを元気にしてくださるんだ。

大切なことは、だれも見ていなかったとしても、ぼくたちの一番の友だちになってくださる神さまがいっしょにいて、見ておられることをおぼえることなんだ。神さまがついているかぎり、ぼくたちは正直に生きることができる。それがきみの幸せにつながるんだよ。

CHECK LIST チェックリスト

このページをコピーして、部屋にはっておくといいよ。

ここまでたどりついたきみたちは、次のミッションに取り組もう！ できたら、□にチェックをつけよう。

ミッションレベル1 ★☆☆
- □ よくないことをしてしまったとき、素直にあやまろう
- □ ねる前、今日あったことを正直に神さまにお話ししよう

ミッションレベル2 ★★☆
- □ 電車やバスでお年寄りを見かけたら席をゆずってみよう
- □ うそをつかないために、どうしたらよいか話しあってみよう

ミッションレベル3 ★★★
- □ 聖書のダニエル書6章を読んでみよう
- □ ダニエルから学んだことをノートにまとめてみよう

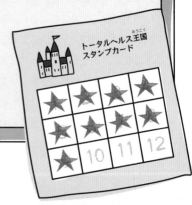

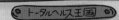

ポジティブ城

森をぬけると、巨大な建物が現れた。クリスタルでできた美しいお城だ！ こんなすてきなお城には、どんな人が住んでいるんだろう？

 水が半分入っているコップがおかれているよ。きみはどう思う？

① 半分しか水が残っていない、と思う
② まだ半分も水が残っている、と思う

答えは、次のものがたりを読むとわかるよ→

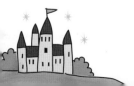

87

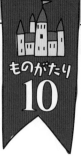

ものがたり 10

　アメリカの西部にポリアンナという少女がいました。お母さんを小さいときになくし、牧師であるお父さんと2人で暮らしていました。あるクリスマスの日、ポリアンナがもらったクリスマスプレゼントは、足をケガした人が使う松葉杖でした。それは、貧しい人々にと教会へ寄付されたプレゼントの残りでした。お人形をほしがっていたポリアンナは、がっかりです。松葉杖など、使い道もありそうにありません。するとお父さんは、「聖書には、『うれしい』という単語がたくさん出てくる。なんでも喜びを見つけられる子になりなさい」とやさしく言い聞かせました。「ポリアンナには、松葉杖の必要がないね。でも、使う必要がないほど健康な体があたえられていることを、この松葉杖は教えてくれたんだね」とお父さんは続けます。それからポリアンナとお父さんは、悲しいこと、つらいことが起きても、その中からよかったと思えることを探して前向きに考える「よかった探し」という遊びをするようになりました。ポリアンナは、この遊びをとても気に入りました。

　ところがしばらくして、お父さんまでもが病気でなくなりました。ポリアンナは、母方のおばさんの家に引き取られ、知らない場所で新しい生活をはじめることになりました。おばさんは最初、ポリア

ンナをきらって、つらくあたりました。ほかにもこの土地には、心を閉ざし、屋敷にひっそり暮らすお金持ちのおじいさんや、おみまいにやってきた人にグチばかり言っている病気でねたきりのおばあさんなどが住んでいました。どうやら、住人にはそれぞれに複雑な人間関係もあるようです。

　ポリアンナは、お父さんとの約束でもある「よかった探し」をここに引っこししてきても続けました。それは、いつしか町の人にも広まり、みんなの心を開いていきました。

　ところがある日、ポリアンナは事故にあって足が動かなくなってしまったのです。そして、もう「よかった探し」ができなくなってしまうぐらいに落ちこみました。しかし、そんなとき、今まで関わってきた人たちが、今度はポリアンナのために協力し、支え、はげましてくれました。

　わたしたちの毎日の生活でも、悲しいこと、つらいことがあります。そんなときに、ただ落ちこんでしまうのではなく、前向きに希望を持って過ごしたほうが、自分もまわりの人も幸せにすることができるのですね。

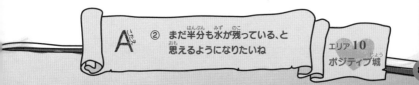

こころちゃん

お庭にせっかく
きれいな花がさいたのに、
虫がついちゃった。
あーあ……

だいじくん

レタスを育てたよ。
虫が食べていた葉っぱも
あったけど、
おいしいレタスができたって
ことでしょ。やったぁ！

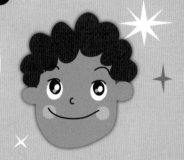

豆知識

物事を前向き、ポジティブにとらえて心配しないことを、楽観的というんだ。楽観的であることをあらわす英語、オプティミズムは、もともとラテン語の最善（OPTIMUM）を望むことという言葉から来ているんだよ。

なるほどかな？

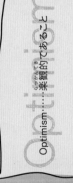

Optimism……楽観的であること

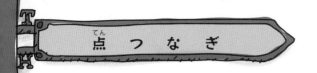

スタートからゴールの104まで、
点と点を数字の順につないでいくと、何かが現れるよ。

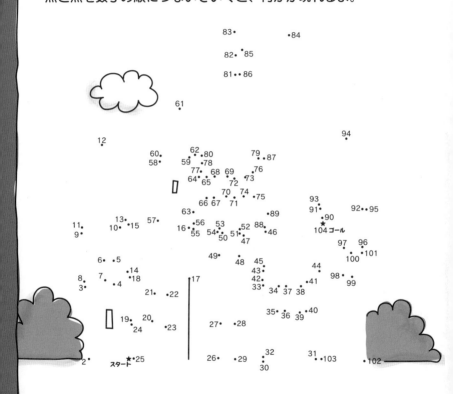

ポジティブ＝○○○思考！

線を1本加えて、あみだくじを完成させてね。

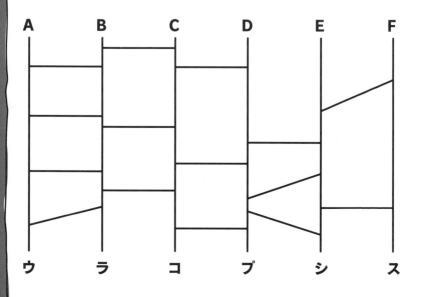

| A | | B | | C | | D | シ | E | コ | F | ウ |

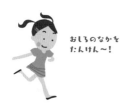

おしろのなかを たんけん～！

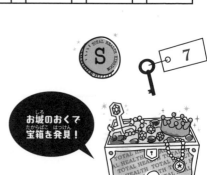

お城のおくで 宝箱を発見！

がっかりより、にっこり！

ポリアンナは、お父さんからとても大切なことを教わったね。人は何でも持っている人が幸せで、何も持っていない人が不幸なのではない。その人を笑顔にするのは、その人が笑顔になれることを探せるか、探せないかということなんだ。そのような前向きな考え方を英語でポジティブというんだ。それでお父さんと始めた遊びが、「よかった探し」というわけだね。この「よかった探し」をぜひ、きみにもやってみてほしい。きみには、どんな「よかった」ことが見えてくるだろうか？

最初は、ポリアンナのように、よかったことを簡単には探せないこともあるだろう。毎日、楽しいことばかりじゃないよ、と文句の1つも言いたくなる日もあるよね。けれど、そんなとき思い出してほしいんだ。ポリアンナのお父さんの言うように、ものの見方を変えていくと、見えていなかった「よかった」ことが、少しずつ見えるようになるということを。そして、「よかった探し」を続けることが難しくなってしまう出来事がおこったとしても、できる限り、「よかった探し」を続けてほしいんだ。宿題が半分残っているのを見て、「まだ半分も残っているよ」とがっかりするのではなく、「あと半分で終わるんだ」とにっこりして、次にすすめるようになりたいね。

ポリアンナの「よかった探し」は、ポリアンナだけが喜んでいたわけではなかったね。前向きで明るいポリアンナと関わることで、この土地の人々にも、幸せな気持ちが広がっていったんだ。みんなにも幸せになってほしいと願うポリアンナの気持ちが、みんなの気持ちも前向きに変えていったというわけだ。そして、そのような生き方は、まわりの人たちも、自分自身も笑顔にしていくものなんだ。さあ、きみもポリアンナのように、今日から「よかった探し」を始めてみよう！

なるほど！カ・ラ～ダ博士

CHECK LIST チェックリスト

このページをコピーして、部屋にはっておくといいよ。

ここまでたどりついたきみたちは、次のミッションに取り組もう！ できたら、□にチェックをつけよう。

ミッションレベル1 ★☆☆
- □ 今日楽しかったことを3つ思い出してみよう
- □ 1日1回、大声で笑えるようなことを見つけてみよう

ミッションレベル2 ★★☆
- □ 明るい元気な歌を歌ってみよう
- □ お友だちのよいところを3つ書き出してみよう

ミッションレベル3 ★★★
- □ 自分のよいところを3つ書き出してみよう
- □ 今日あったいやなことを、どう考えたら「よかった」ことになるか考えてみよう

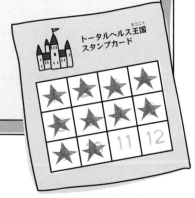

エリア 11

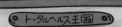

栄養の実る森

お城の先には大きな森。そこには見たこともないようなおいしそうな実がたくさんなっているぞ！「ご自由にどうぞ」だって。やったぁ～

しつもん Q　ある500ミリリットルの炭酸飲料には、角砂糖が何個分入っていると思う？

① 角砂糖4個分
② 角砂糖9個分
③ 角砂糖16個分

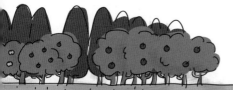

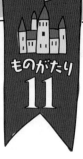

ものがたり 11

　わたしたち人間は、ごはんや野菜など、食べ物を食べることで体を動かしています。食事をしなければ、元気が出ません。人間は、食べ物から栄養をとって、体を元気に保っています。

　みなさんは、自動車がどんなものを食べて動くか知っていますか。自動車が食べる栄養を、燃料といいます。自動車にはいろいろな種類があります。一番多いのは、ガソリンエンジン車。トラックやバスの多くは、ディーゼルエンジン車といって、軽油という燃料で動きます。ほかにも、いくつかの種類の燃料で動く車がありますが、電気で動く車や、電気とガソリンを上手に使い分けて走るハイブリッドカーという種類の車も増えてきています。

　ある兄弟が、家のガレージで、ガソリンスタンドごっこをしていました。「レギュラー満タンでお願いします！」お客さん役がそう言うと、「了解しました！」と店員さん役が答えます。初めは、ガソリンを入れるまねだけしていましたが、2人はだんだん物足りなくなってきました。そして、いつも見ているように、お父さんの車のガソリンタンクのフタを開けてみました。それから、ホースで水を引っぱってくると、給油用の穴に差しこみました。そしてついには、水道のじゃ口をひねり、水を流しこみました。その後、2人がお父

さんにひどくおこられたのは、言うまでもありません。家族の大切な車は、ガソリンと水が混ざり、動かなくなってしまったのでした。
　どの車も、自分の食べる燃料（食事）の種類が、決まっています。もしガソリンを燃料とする車に、軽油を入れたらどうなるでしょうか。エンジンに負担がかかって変な音がし、黒いけむりが出て、しまいには動かなくなってしまいます。軽油を燃料とする車に、ガソリンを入れても、同じように動かなくなります。
　ガソリンには、レギュラーとハイオクという種類がありますが、ハイオクを燃料とするはずの車にレギュラーを入れると、動くには動きますが、燃費が悪い状態、つまり、動くために、たくさんの燃料が必要で、すぐに燃料切れになってしまうのです。
　わたしたちの体を、よく動かすためにも、体が元気になるような栄養を毎日しっかりと選んで、食べることが大切です。

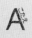

③ 角砂糖16個分。
なんと砂糖が64グラムも！

エリア11
栄養の実る森

なのはちゃん

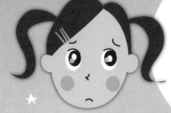

チョコやポテチが大好きで、ついつい食べ過ぎちゃう……
最近、なんだかつかれやすいなあ。

だいじくん

おやつには、
大好きなフルーツを食べるよ。
フルーツって
季節ごとにちがうんだ！

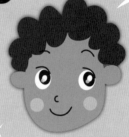

豆知識 食べ物と関係のある英語では、フード（food）や、ダイエット（diet）はよく使われるので聞いたことがあるかもしれないね。ニュートリション（Nutrition）とは栄養という意味。ちょっと難しいけど、大切な言葉だから、ぜひ覚えておこう。

なるほどかな？

Nutrition……栄養

好物は何？

下の動物は何を食べているのかな。食べ物の種類ごとに仲間分けをしてみよう。一番数の多いグループは？

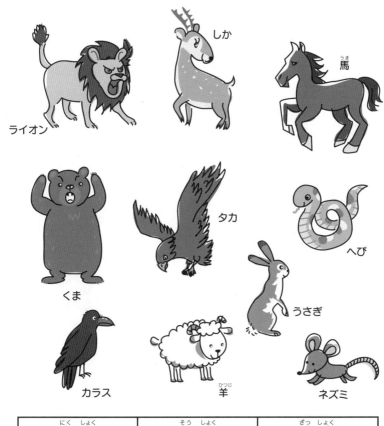

肉食	草食	雑食

たどり絵迷路

パン→野菜→果物の順番で移動しながら、ゴールをめざそう！
たてとよこだけに進めるよ。

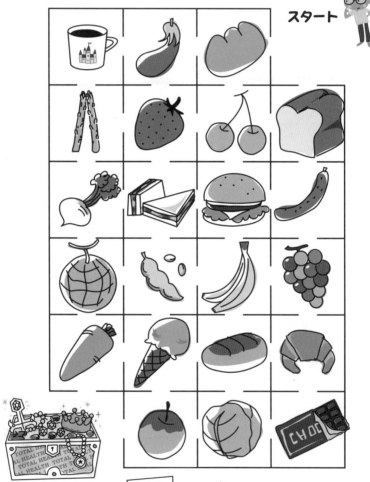

なるほど！カ・ラ〜ダ博士

子どもだって、コク・サイ・カ♪

　ガソリンスタンドごっこをしていた兄弟は、車が動かなくなってはじめて、車に入れる燃料が何でもよいわけではないことを知ったんだろうね。実は、ぼくたちの体も同じなんだ。健康によい食べ物を食べると、頭もよく働き、体も元気になり、気持ちが落ち着くから、友だちや家族とも仲よく過ごせるようになる。でも反対によくない食べ物ばかり食べていると、すぐにイライラしてしまったり、太ったり、病気になってしまったりするんだ。おなかがすいたら好きなものだけ食べればいいってわけじゃないんだね。

　よい食べ物とよくない食べ物って、どんなものか気になるよね。

　きみの体を元気にしてくれる食べ物は、「コク・サイ・カ」だ。いろんな国の人たちと仲よくなる国際化もあるんだけれど、今回は、食べ物のお話。食べ物の場合は、漢字で書くと、「穀・菜・果」となり、穀物、野菜、果物の漢字を１文字ずつ取って、作った言葉だよ。穀物は、ご飯やパン、めん類、トウモロコシなどのことを言うんだ。おいしい野菜や果物、穀物をよくかんで食べることで、心も体も元気よくなるんだ。

　反対に、食べないようにしたほうがいいもの。それは、あまいお菓子やスナック菓子、あまい飲み物。油や塩、砂糖や食品てん加物（色やいいにおいなどをつける物）などがたくさん使われているものだ。こういったものばかり食べていると、病気になってしまったり、集中力がなくなったり、骨が弱くなってしまったり、むし歯になりやすくなってしまったりするんだ。

　きみの体は車よりも、もっとふくざつですばらしいものだ。心も体も元気にしてくれる食べ物を選んで、毎日、健康に過ごしたいね！

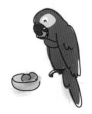

CHECK LIST チェックリスト

このページをコピーして、部屋にはっておくといいよ。

ここまでたどりついたきみたちは、次のミッションに取り組もう！ できたら、□ にチェックをつけよう。

ミッションレベル 1 ★☆☆
- [ ] ジュースのかわりに、水やお茶を飲もう
- [ ] 食事のときに、しっかりよくかんで食べよう

ミッションレベル 2 ★★☆
- [ ] 昼食を残さず食べよう
- [ ] おやつを果物やナッツにしてみよう

ミッションレベル 3 ★★★
- [ ] 洋菓子よりも和菓子を選んで食べてみよう
- [ ] 朝ごはんを食べてから、出かけよう

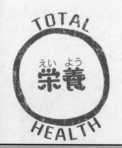

TOTAL HEALTH 栄養

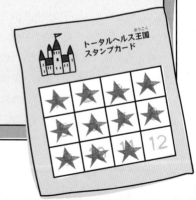

トータルヘルス王国 スタンプカード

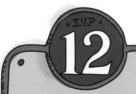

エリア 12 助けあいの虹

トータルヘルス王国

最初は遠くに見えていたあの虹が、目の前に近づいてきたぞ。虹は湖から出ていたんだ。でも、ゴールはいったいどこにあるんだろう？

Q しつもん わたり鳥がみんないっしょに移動するのはなぜだろう？

① いっしょに飛ぶことで、楽に飛べるから
② 大きな鳥がおそってきても、こうげきされないから
③ いっしょに飛ぶことで、迷子にならないから

答えは、次のものがたりを読むとわかるよ→

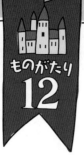

ものがたり 12

　冬が近づくと、あたたかい地方をめざして、わたり鳥が空を飛んでいる光景を目にすることがあります。わたり鳥はこのときに、Ｖ字型にきれいに編隊（列）を組んで、南をめざします。ある生物科学者が、これをふしぎに思い調べたところ、その理由を発見しました。

　鳥は、羽ばたくときに上昇気流をつくりだします。そこで、先頭の鳥がつくりだす上昇気流にそってほかの鳥が並ぶと、自然とＶ字型ができるのです。その上昇気流により、ほかの鳥は余計な体力を使わずに空を飛び続けることができます。後ろにいる鳥は、ガーガーと鳴きながら、先頭の鳥をはげまします。

　先頭の鳥がつかれると、列のいちばん後ろに回ります。すると別の鳥が、今度は先頭を飛び、編隊を組みなおします。そうすることで、みんなを引っぱっていた鳥は、一番後ろで休みながら空を飛ぶことができます。こうして、何度も先頭を交代しながら、わたり鳥は南に向かって休まずに飛び続けることができるのです。

　こうして数羽で編隊を組んで飛ぶと、鳥が１羽で南に向かうよりも、1.7倍も遠くまで飛ぶことができるそうです。また、とちゅうで病気やケガをした仲間がでたときには、２羽が付きそって地上に降り、元気になるか、死ぬまで看病します。それから新しい群れに

加わるか、新しく自分たちで編隊を組んで、元のグループに追いつくのだそうです。

　わたり鳥は、自分だけが先に南にたどりつこうと、競争などしません。ほかの鳥にがんばらせて、手をぬくこともありません。必ず自分の番になると、仲間を休ませるために、先頭を一生けんめいに飛びます。鳥は、はげましの鳴き声をかけあい、傷ついた仲間をけっして見捨てません。1つの場所をめざすため、おたがいに助けあうのです。そうすることで、わたり鳥は1羽よりも、より大きな力を発揮することができます。

　人間も同じです。1人でできることには、限界があります。自分で生きているつもりでも、お米や野菜を作ってくれる人のおかげで、食事をとることができ、電気会社があるおかげで、電気のある生活をすることができます。自分のまわりにあるものは、必ずだれかの手によって作り出されていることを忘れないようにしたいですね。わたしたちの生活は、こうした「社会」というコミュニティーによって、成り立っています。

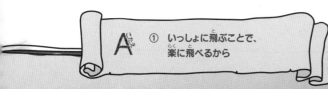

A ① いっしょに飛ぶことで、楽に飛べるから

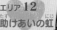

エリア12
助けあいの虹

こころちゃん

迷子になったときは、道を知っていそうな人に聞くと助けてくれるよ。

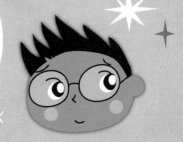

まなぶくん

近所の人に「いってらっしゃい！」って言われてもはずかしくて、うつむいちゃう。

豆知識

ソーシャルという英語には、社会の、社交的なという意味がある。ソーシャルダンス、ソーシャルワーカーという言葉を聞いたことがあるかもしれないね。サッカーの応援をする人たちのことをサポーター（Supporter）っていうよね。サポート（Support）とは、応援する、支持するといった意味があるんだ。ソーシャルサポートとは社会的支援、簡単に言えば、お互いに助けあうということなんだ。

なるほどかな？

Social Support……ソーシャルサポート

王国の合い言葉

下のどちらかのカードを使って、暗号文を完成させよう。

スタート ↓

へ	し	く	く	と	れ	り	ひ
リ	い	、	あ	も	が	で	と
レ	も	ゆ	す	の	わ	も	り
ン	は	そ	ら	に	よ	ふ	つ
ト	よ	の	が	た	た	た	の
4	い	る	れ	ろ	い	も	よ
の	。	む	ば	う	。	り	も
9	コ	く	な	ち	し	そ	の

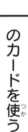

のカードを使う

答えの文 → 王国の合い言葉（モットー聖句）

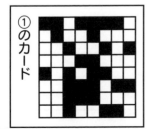

①のカード

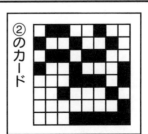

②のカード

マルバツール（推理パズル）

ヒントをたよりに、ナゾを解いてね。

むずかしすぎ…

		乗り物			場所		
		馬車	ボート	気球	虹の階段	雲の柱	金のはしご
国名	トータルヘルス王国	✕					
	パンナコッタ王国	◯	✕	✕			
	スカイレインボー王国	✕					
場所	虹の階段						
	雲の柱						
	金のはしご						

ヒント

① スカイレインボー王国は、雲の柱から行けるよ！
② 虹の階段へは、ボートで向かおう。
③ 馬車では、雲の柱にはたどりつけない。
④ トータルヘルス王国には、金のはしごがないよ。

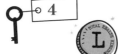

最後の乗り物の中に宝箱が！

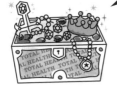

さあ、ゴールまであと少し！

トータルヘルス王国のゴールは……

乗り物	を使って
場所	まで行こう！

なるほど！カ・ラ〜ダ博士

十人十色 虹も七色！

わたり鳥が仲間といっしょに飛んでいく絆はすごかったね。1羽では難しいことも、ほかの鳥といっしょに移動し、支えあうことによって、目的地までたどりついたんだね。

ぼくたちも、自分だけで生きられる人は1人もいないんだ。考えてみてほしい。きみはお母さんの体から生まれてきた。そして、ただ泣くことでしかおなかがすいたり、ねむいことを表すことができなかったんだ。でも、きみをだっこしたり、おむつをかえたり、ミルクをあげたりしてくれた人がいたからこそ、きみはここまで大きくなることができた。きみに文字を教えてくれる人がいたからこそ、今、こうして本を読めるようになった。そして、お米を育ててくれる人がいるから、ご飯が食べられ、服やくつを作ってくれた人がいるから、それらを着ることができる。また、生きていくために必要な太陽の光や空気、水をつくられた神さまがいるから、こうして生きていられる。ぼくたちは自分の力で生きているのではなく、神さまや家族、友だち、いろんな人たちに助けられて、生かされているんだね。

そして、きみにぜひおぼえておいてもらいたいことがあるんだ。それは、きみが家族や友だちを必要としているように、きみも、だれかに必要とされているってこと。きみがいるだけでうれしいって思う人が必ずいるんだ。そのことを知るためには、待っているだけでは、わからないかもしれないね。勇気を出して、自分から話しかけてみたり、相手の話を聞いたり、自分の話をしたりするうちに、いっしょにいることがうれしいと思える人がいることに気づくはずだ。このように、いろんな人たちと支えあうことをソーシャルサポートというんだ。

そうそう、忘れてはいけないことがもう1つ。それは、きみをつくられた神さまは、そのままのきみを愛し、きみがいるだけでうれしいって思っているってこと。神さまはきみのことが大好きなんだよ。

CHECK LIST チェックリスト

このページをコピーして、部屋にはっておくといいよ。

ここまでたどりついたきみたちは、次のミッションに取り組もう！ できたら、□ にチェックをつけよう。

ミッションレベル 1 ★☆☆
- □ 近所の人に大きな声であいさつをしてみよう
- □ お家でできるお手伝いをしてみよう

ミッションレベル 2 ★★☆
- □ 1日に3人の人に「ありがとう」と伝えてみよう
- □ 学校や教会で話したことのない人と話してみよう

ミッションレベル 3 ★★★
- □ お世話になっている人に感謝の手紙を書いてみよう
- □ お手伝いできることを探して実際にしてみよう
  （ゴミ拾い、あいさつ、お祈りなど）

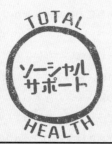

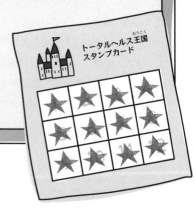

トータルヘルス王国スタンプカード

「最後のナゾが解けた！」
「選択の門からずっと見えていたあの虹が、ゴールだったのか〜」
　だいじくん、なのはちゃん、まなぶくん、こころちゃん、そしてあなたは、大きな湖までやってきました。日の光があたって、水面がキラキラとかがやいています。湖のまん中に、大きな虹の片側がつき出ています。
「どうやって虹のそばに行くの？」

　バサ、バサバサッ、バサ、ア──ッ

　目の前を黒いかげが通り過ぎ、だいじくんの頭にキーチャンが止まりました。
「ボート！　ボート！」
　キーチャンは、くちばしを右に向けます。

「そうだ！　あのパズルで、ボートを使うって……」
　子どもたちが、顔を右に向けると、少しはなれた場所に、ボートが停まっています。5人は急いでボートに乗りこみ、へさきにとまったキーチャンに「ハヤク！　ハヤク！」とせかされながら、湖のまん中へとこぎだしました。

　虹のそばまでやってくると、階段のようになっています。

「虹の階段! やっぱりパズルの通りね!」
「これを登るのか。てっぺんが見えないや。大変そうだなあ」
「大丈夫。みんなではげましあいながら、行きましょう!」
「わたり鳥みたいにさ!」

　子どもたちは、楽しそうに虹の階段を登りはじめました。すると、あっという間に登りきってしまいました。

「あれ? 運動の山を登ったときより、楽だったね」
「わたしたち、体がじょうぶになったのかな?」

　階段をあがりきると、そこは美しい庭園のようなところでした。ところが、下をながめると、子どもたちの住んでいるいつもの街並みが遠くまで見わたせてしまいます。

「ここが、ゴールなの?」
「なんか、遊園地の外が見えちゃって、現実にもどされちゃったみたい」

「きみたちはみんなで協力して、ゴールに到着したようだね!」

うしろに立っていた博士は、いつのまにかお医者さんのような白衣に着がえています。

「さて、トータルヘルス王国の冒険は楽しかったかな？」
「うん！　すっごく楽しかった！」
「それは、よかった。毎日を健康に過ごすことが、きみたち自身にとってうれしいことだって、わかってもらえたんじゃないかな。でもね、本当はきみたちだけじゃないんだ。きみのことを大切に思っている家族も、そのことを喜んでいるんだよ。それどころか、きみの未来の家族──大人になって結婚する相手や、きみの子どもたち──も、きみが毎日元気に生活することを喜んでくれるはずだ。今のきみがよい生活習慣を身に付けることは、今、きみのまわりにいる人を幸せにするだけでなく、未来の大切な人たちまで幸せにするということ。つまり、きみの体は、きみだけのものじゃないんだ。自分のためだけでなく、ほかの人のためにもがんばろうと思うと、ぐっとパワーがわいてくるよね」

「ママがぼくに健康とか長生きって言った意味がわかった気がする」と、まなぶくん。

「この冒険をとおして、健康に生活するための知恵をたくさん学んだね。体によいことを知っていることは大切だけれど

も、知っているだけでは、本当の役には立たないんだ。きみがここで学んだことを、実行し続けることが大切なんだよ。1回だけ食事をたくさん食べても、すぐに大人の体にはなれない。毎日必要な食事をとっていれば、10年後には、きみも大人の体になっているだろう。それと同じように、健康な習慣というのは、毎日の選択の積み重ねなんだ。だから、これからもチェックリストに出てきたようなよい生活習慣を続けてほしい」

「何を選択するかが、大事なんだ！　ぼくは、犬ぞりを選んだリーダーみたいになりたいし、マシュマロもあとで2つもらうよ！」と、だいじくんが、得意げに言います。

「健康で生活するために大切な12のポイントがあったね。これらをバランスよく行うことも大切だよ。大好きな運動だけしていれば、夜ふかしや朝ごはんぬきは気にしなくていい、ということではないんだ。12のポイント全部をバランスよく行うようにしようね」

「毎日、コツコツ続けることが大事なんだよね」と、なのはちゃんが言います。

「最後に1つ、きみたちに伝えておきたいとても大切なこと

があるんだ。それは、病気で苦しんでいる人のことを思いやる気持ちを持ってほしいということだ。病気の原因は、悪い生活だけではない。食糧不足や環境問題、ばいきんやウイルスが体に入ってしまったり、事故にあったり、年をとったことで、病気になる人もいる。生まれつき病気を持っている子だっているんだ。自分ではどうすることもできないような理由で、病気になってしまう人がいるんだよ。だから、病気で苦しんでいる人のことを見て、この人は健康的な生活習慣をしなかったせいで、こんな病気になって苦しんでいるんだ、と決めつけたり、差別したりはしないでほしい。きみたちには、自分が病気になったときにしてほしいと思うようなことを、その相手にしてあげられるような、思いやりのある心を持った人になってほしいんだ。それに、もし自分がそのようなことになっても、自分に取り組めそうな習慣は、あきらめずにチャレンジし続けてほしい。ぼくたちは、ときにこうした試練があたえられることもあるが、神さまにしかわからない特別な計画があるということを信じて、明るく強く生きてほしい。きみたちの生きる力で、ほかの人たちを助けてほしいんだ」

博士の言葉を聞いて、子どもたちは、しっかりとうなずきました。

「人間は、どんなに健康に気をつけて生活していても、いつ

か必ず死んでしまう。だから、おたがいに助けあい、支えあって生きることが大事なんだよ。治らない病気を持っている人や、体の不自由な人でも、できるだけみんなと同じような生活ができる社会を、いっしょに作りあげていこう。そのような社会こそ、トータルヘルス王国がめざしている社会なんだからね」
「それ、ソーシャルサポートっていうのよね！」こころちゃんが、ニッコリします。

博士は満足そうにうなずき、「きみたちは、この冒険で大事なことをすっかり覚えてしまったみたいだね。ここから見える遊園地の外を、今度はきみたちの力でトータルヘルス王国に近づけていってほしいんだ」と、言いました。

「ワスレナイ！　キーチャン！　ダイジ！　ナノハ！　マナブ！　ココロ！」
「わー！　キーチャン、ぼくたちの名前おぼえたよ！」

子どもたちは、うれしそうに、キーチャンのまわりをかこみます。

「さあ、みんな帰る時間だよ。この遊園地は、まだオープンする日が決まっていないんだけど、それまでは、きみたちが

ここで学んだことを友だちに伝えていってほしい！　これが最後のミッションだ！　できるかな？」

「はい！」
　子どもたちは、そろってよい返事をすると、博士に向かって、胸をはりました。

きみたちの冒険は、これでおしまい！
今度はきみたちが、お友だちに、招待状をわたす番だ！

おっと！　そういえば、冒険のとちゅうで集めた宝物は、ちゃんと持っている？
これって何かに使えるみたい……。

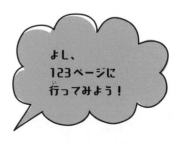

よし、
123ページに
行ってみよう！

ぜんぶわかったかな？

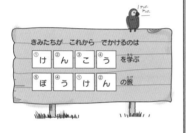

暗号表のまん中にあるカギマークから
矢印の向きにしたがって進んでみよう。

きみたちが　これから　でかけるのは
①け　②ん　③こ　④う　を学ぶ
⑤ぼ　④う　①け　②ん　の旅

❶の答えの文字が
①に入るよ

▲19ページ

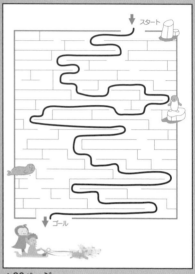

▲20ページ

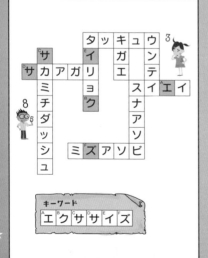

キーワード
エクササイズ

▲27ページ

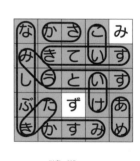

人間の体に
大切なのは……
みず

▲35ページ

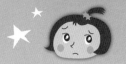

▲36ページ

おもいわずらいは なにもかも かみに おまかせしなさい。かみが あなたがたのことを こころに かけていて くださる からです。ぺとろ1・5の7

▲51ページ

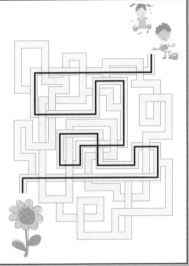

宝箱

▲52ページ

	①	②	③	④	⑤	⑥
①	**3**	**5**	2	1	**4**	**6**
②	4	1	**6**	2	**3**	5
③	5	6	**1**	**3**	2	4
④	**2**	**4**	3	5	**6**	**1**
⑤	**6**	3	5	**4**	**1**	2
⑥	1	**2**	**4**	6	5	**3**

一番安全なのは、5番目のつり橋!

▲67ページ

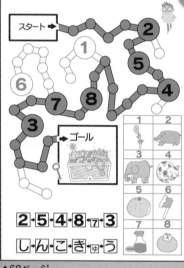

▲68ページ

▲75ページ

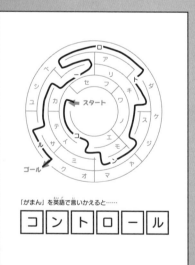

▲76ページ

▲83ページ

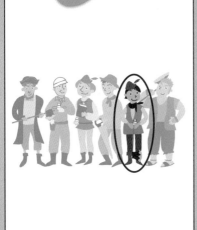

▲84ページ

お城

▲91ページ

EとFは、コとウに着くけれど、
Dはラに着いてしまう。
Dがシに着くにはどうしたらいいかな？

ここに1本、線を加えると…

さかのぼってみよう！

A	B	C	D	E	F
プ	ラ	ス	シ	コ	ウ

▲92ページ

肉食	草食	雑食
ライオン、タカ、へび	しか、馬、羊、うさぎ	くま、カラス、ネズミ

草食

・クマは強いけれど、
　木の実やキノコも食べるんだ！

・ヘビと同じはちゅう類のトカゲは
　雑食だけれど、
　ヘビは完全な肉食なんだよ。

▲99ページ

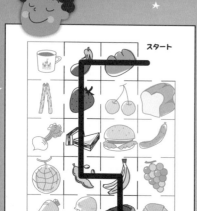

▲100ページ

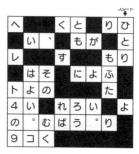

答えの文→王国の合い言葉（モットー聖句）

ひとりよりもふたりがよい。ともにろうくすれば、そのむくいはよい。コヘレト4の9

▲107ページ

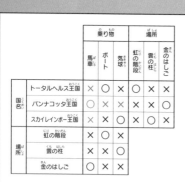

トータルヘルス王国のゴールは……

| 乗り物 | ボートを使って |
| 場所 | 虹の階段まで行こう！ |

▲108ページ

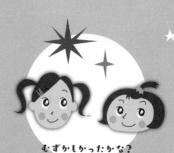

むずかしかったかな？

参考文献

《全体》　　　『トータルヘルスへの12の鍵』（福音社、2014年）
《エリア4》　　ワンガリ・マータイさんについて　http://mottainai.info
　　　　　　　こども環境省　http://www.env.go.jp/kids/
《エリア9》　　イソップ寓話を元に編集
《エリア10》　 『少女ポリアンナ』（エレノア・ポーター著、菊島伊久栄訳、偕成社、1986年）
《エリア11》　 知っておきたいガソリン知識最前線（鈴与商事株式会社ＨＰより）
　　　　　　　http://www.suzuyoshoji.co.jp/melmaga/aboutgus/
　　　　　　　クルマ何でも質問箱（ＪＡＦのＨＰより）　http://www.jaf.or.jp

9ページの暗号が書かれた紙を覚えているかな？
みんなが集めた知恵をしぼって、解読してみよう！

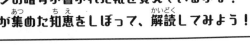

暗号の答えがわかったら、
　下の住所に、答えと名前、住所、年齢、感想を書いて送ろう。
　〒190-0011　東京都立川市高松町3-21-4-202　福音社
　「トータルヘルス王国からの招待状・暗号解読係」宛
　　　　　正解した先着50名様にプレゼントが届くよ！

広告のページ

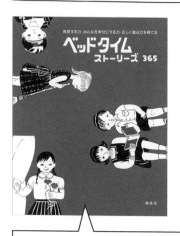

聖書を土台とした子どもの心を育てる本!

発見する力・みんなを幸せにする力・正しく選ぶ力を育てる
ベッドタイム ストーリーズ 365

1日1話1頁／366話（365話＋うるう日1話）
ＡＢ判（上製本）、416ページ
定価　本体2,800円＋税

時代を超えて語り継がれる子どもたちに聞かせたい365話のショートストーリー。新しくてなつかしい子どもの本を、お子さんやお孫さんといっしょに、お楽しみください。

ジャンル別収録数

日本の物語	110話	生活	8話
外国の物語	107話	平和	7話
聖書物語	24話	○○の日	4話
豆知識	23話	はこぶね学園※	13話
こころ（聖書的道徳教育）	23話		合計 **366** 話
人物	11話		
ことわざ	9話		
自然・動物	27話		

※0歳から就学までの幼児教育の大切さを考え、約30年間活動した「母と子のはこぶね学園」のお話し集から、あかしを中心に選びました。

世界の友だち
本当にあった美しい話

アーサー・マックスウェル著
福音社編集部編／四六判、208ページ
定価　本体1,500円＋税

ベッドタイム・ストーリーズの上の年齢を対象とした、愛、奉仕、親切、誠実、努力、忍耐の大切さを学べる実話が18話入った1冊です。

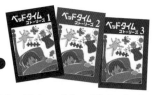

ロングセラー

ベッドタイム・ストーリーズ 1・2・3

福音社編集部編／Ｂ6判、各200ページ
定価　各本体1,400円＋税
全3巻セット定価　本体4,000円＋税

親から子へと60年以上にわたって読み継がれてきた旧『ベッドタイムシリーズ』全5巻97話の中から、感動を呼ぶ58話を選りすぐり3冊にまとめました。

広告のページ

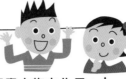

カードゲーム
イエスさまだいすき聖書人物カルテット

58mm×89mm、材質／紙、総ルビつき
100枚(25カルテット×4枚)+説明書4枚
定価本体1,400円+税

推理力と記憶力をいかして、聖書の人物のカルテット(4枚組)を集めるカードゲームです。聖書を知らないお子さまも大人も楽しめます。1960年代に福音社から発売し、皆様に愛用されてきたゲームを、小学下級生用教課『イエスさまだいすき』とのコラボ商品としてリメイクしました。

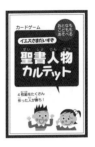

> また遊びたい！
> 小学生

聖書の人物のカードが100枚！
いろいろな遊び方ができるよ！

あそびかた

★人物あわせ
手持ちのカードを元に、カルテット(4枚組)をたくさん作った人が勝ちです。同じ数字のカードを4枚(青・赤・緑・黄)集めます。
★わたしはだれでしょう
★神経衰弱

そのほか、いろいろな遊び方ができます。

> めっちゃおもしろかった！
> 小学生

> カラフルで集めたくなる！
> 小学生

> 記憶力と戦略がカギ！
> 久しぶりに友だちと遊んでもりあがりました。
> 20代大学生

> 子どものころを思い出します。家族で遊んだなあ。
> 30代男性

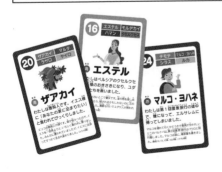

広告のページ

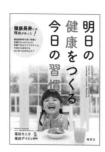

健康長寿には
理由があった！

明日の健康をつくる今日の習慣

福田モニカ、福田デイビッド著
B5判／144ページ
定価　本体1,200円＋税

健康長寿率の高い地域に共通する、かんたんに改善できるライフスタイル。あなたの生活に、すぐ取り入れられるヒントが満載です。

習慣 1	選択の力
習慣 2	水──命の源
習慣 3	体を動かそう
習慣 4	睡眠
習慣 5	生活環境の影響
習慣 6	新鮮な空気と日光
習慣 7	時間の使い方
習慣 8	何を、いつ、どのように食べるか
習慣 9	野菜中心の食生活に
習慣 10	3大危険を避ける（カフェイン、アルコール、そしてタバコ）
習慣 11	良好な人間関係
習慣 12	ストレスとつきあう
習慣 13	信じる心
習慣 14	奉仕

14の習慣を紹介してます！

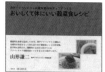

神戸アドベンチスト病院
栄養科スタッフがつくる
おいしくて体にいい穀菜食レシピ

A5判横／144ページ　定価　本体1,500円＋税

エリア11で学んだ
穀菜食（こくさいしょく）のレシピが
作れちゃう

青少年向け教科書シリーズ

改訂新版 タバコの教科書　知っておきたい喫煙の危険性
白石尚著／A5判／136ページ　定価　本体580円＋税

知っておきたい アルコールと薬物の真実
岡崎直人著／A5判／104ページ　定価　本体680円＋税

愛するってどういうこと？　新しい性教育ガイド
町田健一・富永国比古共著／A5判／104ページ　定価　本体680円＋税

保護者の方へ

　今、世界で深刻な課題となっているのは、生活習慣病の問題です。2013年に行われた世界保健機関（WHO）の総会でも、生活習慣病の対策が大きく扱われました。健康的な生活習慣を育てるための教育は、早ければ早いほど効果的です。

　本書は、12のポイントを取り上げ、子どもたちが楽しみながら、健康について学ぶことができるように工夫をしました。多くの情報を一方的に伝えるのではなく、物語やクイズ、チェックリストなどを通して、視覚的、ロールプレイ的、体験的に学ぶことができます。健康的な生活習慣を身につけるために、子どもたちが自ら考え、選び、行動していくための動機づけとなれば、幸いです。

　そのためには、保護者の皆さまの協力が必要です。お子さんといっしょに健康的な生活習慣づくりに取り組むことによって、お子さんの現在と未来の幸福のために貢献することができます。

　本書は、『トータルヘルスへの12の鍵』（福音社）を参考に制作しています。大人版では、より詳しいデータとともに、12の健康原則を取り上げておりますので、ご家族での学びに、またお子さんの疑問に答えるための副教材としても、ご活用ください。

　ご家族で健康を満喫していただけますと幸いです。

『トータルヘルス王国からの招待状』制作委員会

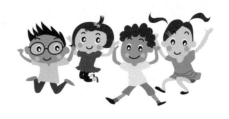

TOTAL HEALTH

トータルヘルス王国からの招待状 ──12のカギと宝箱を見つけだせ！

2015 年 5 月 10 日　初版第 1 刷　発行
2018 年 5 月 10 日　初版第 2 刷　発行

[企画編集]　『トータルヘルス王国からの招待状』制作委員会

[発行者]　島田真澄

[発行所]　福音社
　　　　　〒190-0011　東京都立川市高松町 3-21-4-202
　　　　　042-526-7342(電話)　042-526-6066(Fax)

[印刷所]　(株)平河工業社

乱丁・落丁本はお取り替えいたします。
本書を無断で複写、複製、転載することを禁じます。

Ⓒ Fukuinsha 2015, Printed in Japan　ISBN 978-4-89222-458-4